누구도
알려준 적 없던
피부발진
진단법

동영상
QR코드
수록
▶

군자출판사

누구도 알려준 적 없던
피부발진 진단법

첫째판 1쇄 인쇄 | 2024년 1월 29일
첫째판 1쇄 발행 | 2024년 2월 19일

저　　　자　松田 光弘(Mitsuhiro Matsuda)
역　　　자　이갑석
발 행 인　장주연
출 판 기 획　최준호
책 임 편 집　최다은
표지디자인　김재욱
편집디자인　강미란
발 행 처　군자출판사(주)
　　　　　등록 제4-139호(1991. 6. 24)
　　　　　본사(10881) **파주출판단지** 경기도 파주시 회동길 338(서패동 474-1)

　　　　　전화(031) 943-1888 팩스(031) 955-9545
　　　　　홈페이지 | www.koonja.co.kr

ISBN 979-11-7068-088-8

정가 25,000원

누구도
알려준 적 없던
피부발진
진단법

저자

松田 光弘 Mitsuhiro Matsuda

» 후쿠오카현 후쿠오카시 출생

» 2007년에 구루메(久留米)대학 의학부 졸업 후, 구루메대학병원에서 초기 임상연수(역자주: 일본에서는 의과대학 졸업 후 2년 과정의 초기임상연수 과정을 밟는데, 이 과정이 끝난 후 전문의가 되기 위한 수련을 받게 됨)

» 2009년에 구루메 대학 피부과 입국

» 2015년부터 야메(八女)공립병원, 오무타(大牟田)시립 병원 등에서 과장으로 근무하며 지역 의료에 종사

» 2020년부터 블로그(피부과 토막지식 블로그 https://www.derma-derma.net/) 등을 통해 피부과 의학상식을 알리고 있다.

» 자격: 일본 피부과학회 인정 피부과 전문의
　　　　일본 알레르기 학회 전문의
　　　　일본 성감염학회 인정의
　　　　의학박사(구루메 대학 대학원 의학과)

역자

이 갑 석

» 서울 출생

» 2002년 서울대학교 의과대학 졸업

» 2003~2006년 서울대병원 피부과 레지던트

» 2008년부터 중앙대병원 피부과에서 조교수/부교수/교수로 근무

» 2014~2015년 Dana-Farber Cancer Institute (보스턴, USA) 방문연구원

» 자격: 대한피부과학회/대한피부병리학회/대한천식알레르기학회 정회원

서점을 둘러보면 초보자용 피부과 진료지침서들이 다수 출간되어 있지만, 질환 사진이 나열된 도감 종류가 많고 근본적인 진단 개념에 대한 설명서는 의외로 찾아보기 어렵습니다. 이 책은 「제가 수련의 시절 갖고 싶었던 교과서」를 컨셉으로, 아래의 독자들이 읽기를 기대하며 집필했습니다.

- 피부과 진단은 증례 사진을 통째로 암기하는 것이라고 오해하고 있는 분
- 피부과 공부를 해 봤으나 세세한 용어 설명에 좌절하신 분
- 피부과 의사의 진단 프로세스(진단 추론)를 알고 싶은 분

이 책에서는 많은 사람들이 피부발진 진단법을 이해할 수 있도록, 피부과 의사인 제가 평소에 무엇을 생각하고 어떻게 진단하는가를 가능한 한 자세하게 플로우차트(flow chart)를 이용해 설명하였습니다. 또한 겉모습(피부병변의 양상)만으로는 알 수 없는 것에 대해 자세히 설명했습니다.

「피부병변의 양상만 보고 한 방에 끝내는 진단」을 주장하는 진료지침서는 많지만, 임상현장에서는 겉모습만 보고 판단할 수 없는 경우도 많기 때문입니다.

다루고 있는 증례 수는 많지 않고 일부 전문적인 내용까지 파고들어 가지만, 광범위하게 응용할 수 있도록 내용을 엄선하였습니다.

이 책을 집필하게 된 계기는, 10여 년 전에 노구치 요시노리(野口善令) 선생님과 후쿠하라 슌이치(福原俊一) 선생님의 저서 『誰も教えてくれなかった診断学(누구도 알려준 적 없던 진단학)』(의학서원)과의 만남이었습니다. 감별진단의 나열이 아닌 진단의 개념(진단 추론)이 설명되어 있어, 진단학을 바라보는 제 생각이 밑바닥부터 뒤집혀 버렸습니다. 그러나 피부과 분야에서는 진단 추론을 설명한 책이 거의 없기에, 언젠가 직접 집필해 보고 싶다고 생각하게 되었습니다.

이번에 감사하게도 집필 기회를 주셔서, 전례 없는 피부과 진료지침서가 출판되게 되었다고 자부하고 있습니다. 하지만 단지 한 명의 임상의사가 자신의 제한된 경험을 바탕으로 쓴 책이다 보니 간단히 설명하려다 생긴 부정확하거나 억지스러운 부분이 있을 수도 있습니다. 혹시 수정해야 할 부분이 있다면 저자의 블로그(피부과 토막지식 블로그 https://www.derma-derma.net/)를 통해 알려 주시면 감사하겠습니다.

여러분의 의견을 바탕으로 더욱 좋은 콘텐츠를 만들어 갈 수 있기를 희망합니다.

2021년 11월
마츠다 미츠히로

이 책을 처음 읽으면서 레지던트 1년차 때 들었던 '하지의 염증성 결절(Inflam-matory nodules on lower extremity)'이라는 강의를 들었던 기억이 떠올랐다. 우리 과에서 환자를 가장 잘 보시는 교수님께서 레지던트들을 위해 피부과 진단의 엑기스를 전해 주시려는 강의였던 것으로 기억되는데, 그 당시 강의를 듣고 나서 내가 받았던 느낌은 건방지게도 '뭐 저런 지엽적인 것을 가르쳐 주실까?'였다. '하지의 염증성 결절이라니… 매일 외래에서 환자와 마주치게 되는 흔한 질환이나 하루가 다르게 새로운 치료법이 개발되어 피부과 치료의 새로운 역사를 써 나가는 질환, 그리고 소위 환자가 죽거나 고약한 후유증을 남기는 심각한 질환도 많은데, 왜 저런 별로 중요해 보이지도 않는 주제로 강의를 하실까?' 의아해했었다.

똑같은 강의를 레지던트 끝나기 전 1~2번 더 들을 기회가 있어, 게으르던 나도 교수님께서 말씀해 주신 5가지 감별진단을 외울 수 있었고, 그 뒤 부족하나마 선생의 역할을 해야 할 일이 있으면, 마치 내가 알아낸 것인 양, "다리에 만져지는 피하 결절을 주증상으로 온 환자가 있으면, 다음 5가지 질환을 감별해야 해. 먼저 지방의 문제인, 결절홍반과 경결홍반, 다음으로는 혈관의 문제 정맥혈전염과 다발결절 동맥염, 그리고 마지막으로 림프종"이라고 얘기하게 되었다.

역자 서문

하지만 이 책을 읽으면서 '하지의 염증성 결절'이라는 주제가 얼마나 많은 임상 경험과 고뇌 속에 만들어진 것이며, 그 자체가 이 책에서 다루고 있는 피부과 진단 과정의 정수를 보여주는 훌륭한 예라는 것을 알게 되고는, 은사님의 경륜에 다시 한번 경의를 표하면서 젊은 날의 치기가 부끄러워졌다.

피부과 진단을 얘기하는 책은 좋은 임상사진과 상세한 해설이 전부라고 생각한다면, 그 책을 통해 배울 수 있는 것은 딱 거기까지일 것이다. 그것을 뛰어넘어 '하지의 염증성 결절'과 같은 나만의 진단 알고리즘을 만들고 싶다면, 먼저 다른 의사들이 그런 진단 알고리즘을 어떻게 생각해 내는지 알아야 할 것이다. 더 나아가 중요하고 흔한 다른 질환도 많은데, 도대체 '하지의 염증성 결절'과 같은 낯선 주제를 교수님께서는 왜 강의하셨고, 우리는 왜 공부해야 하는지 알아야 할 것이다.

그 해답이 이 책 안에 있다!

2024년 1월
이갑석

목차

목차

제4부

기타 홍반 (피하조직의 병변)과 자반

COLUMN

증례 문제 목차

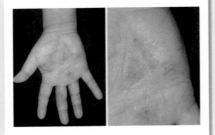
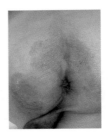
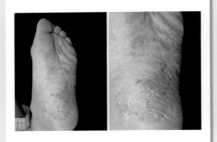
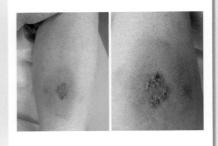
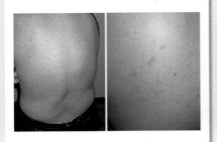
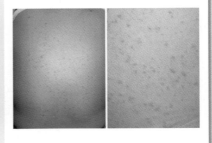

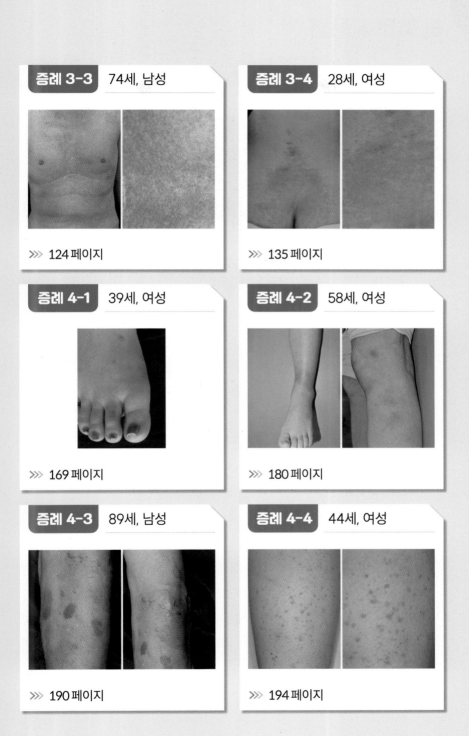

이 책의 사용법

　이 책은 총 5부로 구성되어 있습니다. 각 단원의 중간에 증례 문제가 제시되어 있으므로, 내용을 이해했는지 실제 증례를 통해 확인하며 읽어 보십시오. 문제해설 동영상도 함께 보시면 이해가 깊어질 것입니다.

　제1부에서는 가장 기본이 된다고 할 수 있는 피부표면의 변화양상에 초점을 맞춘 접근법을 설명하고 있습니다. 제1부의 내용을 충분히 이해하고 나서 제2부 이후로 진행하십시오.

　제2부와 제3부에서는 홍반을 「표피의 병변」과 「진피의 병변」으로 분류하여, 각각의 진단법을 플로우차트로 설명하였습니다. 제2부와 제3부는 어떤 곳부터 먼저 읽더라도 상관없습니다.

　제4부는 앞서 익힌 내용을 다소 응용하는 단원으로 제2부와 제3부에서 소개하지 못한 「피하조직의 병변」과 「자반」을 다뤘습니다. 제2부와 제3부 내용을 이해한 후에 읽는 것이 좋습니다.

　마지막으로 제5부에서는 제1~4부와는 전혀 다른 관점에서 피부과의 진단 추론에 대해 살펴보겠습니다. 당장 진료에 도움이 될 노하우는 아니지만, 앞으로 피부과 공부를 꾸준히 해 나가기 위한 밑거름이 될 만한 내용입니다. 이 단원의 내용은 독립적이므로 순서대로 읽을 필요는 없습니다.

　각 단원의 도입부와 증례 문제 해설부에는 지도의와 수련의의 대화를 실었습니다. 두 사람의 대화를 읽고 함께 생각하며 피부과 진단을 배워 나가도록 하겠습니다.

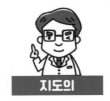
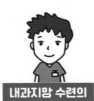
해설 동영상의 사용법

- 증례 문제 해설을 Web동영상으로 볼 수 있습니다[iPad, 스마트폰(iOS, Android)으로 접속]. 각 증례 문제 끝부분에 제시된 QR코드를 통해 접속해 주십시오.

- 동영상은 예고 없이 변경·수정, 전송이 정지될 수 있다는 점, 양해 바랍니다.

- 동영상은 서적의 부록이므로, 사용자 지원(user support) 대상에서 제외됩니다.

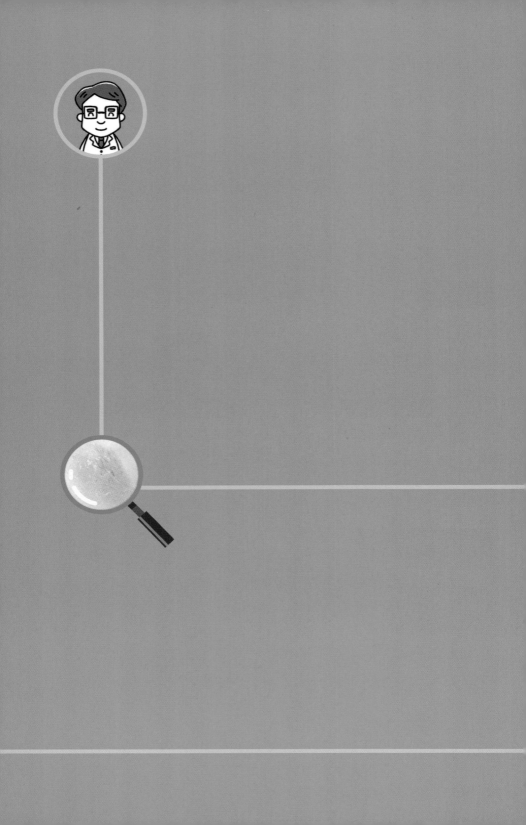

제 1 부

초보자를 위한 피부 진단학
- 피부표면의 변화양상부터 시작하는 홍반 진찰 -

1 피부과 진단이 어려운 이유 - 먼저 홍반을 생각해 보자

 잘 부탁드립니다.

 잘 부탁하네. 자네는 내과를 지망한다고 했지?

 내과 지망이지만, 피부 트러블에 어느 정도 대처할 수 있는 능력은 갖추고 싶습니다.

 앞으로 피부과 의사가 없는 병원에서 근무할 수도 있을 테니까.

 하지만 피부과 진료는 어려워서 잘 모르겠습니다. 책도 몇 권 읽어 보았지만….

 그럼 피부과 의사가 어떤 식으로 진단을 해 가는지 이야기해 볼까?

 부탁드리겠습니다.

 우선 이 두 가지 피부발진을 한번 진단해 보겠는가(그림 1-1)?

 저, 그건… 교과서를 찾아보겠습니다.

 그런데 교과서 어디를 보면 좋을지, 모르지 않나?

 맞습니다. 비슷한 사진을 찾아보려고 하는데, 좀처럼 찾을 수가 없어서.

 바로 그 점이 많은 초보자들이 좌절하는 포인트네. 어떻게 하면 진단이 가능해질 수 있을지 알아볼까.

어떤 진료과든 피부 트러블과 마주치는 경우가 많을 것입니다.

앞의 대화에서 언급한 그림 1-1, 두 개의 피부발진에 대해 어떻게 생각하십니까?

망설이지 않고 「아, 그 질환?」하며 진단을 떠올리는 사람도 있겠지만, 「전혀 모르겠다」는 사람이 더 많지 않을까요? 게다가 피부발진(exanthema)의 어떤 양상에 주목하여, 무엇을 생각해야 할지까지 명확히 설명할 수 있는 사람은 많지 않을 것 같습니다.

피부질환의 진단은 어렵다, 모르겠다는 말을 종종 듣습니다. 저는 그 이유 중의 하나로, 초보자가 피부과 진료를 효율적으로 배울 수 있는 교과서가 없기 때문은 아닐까 라는 생각을 예전부터 해 왔습니다. 교과서는 피부과학의 기초를 마련하고 질환의 전형적인 임상양상을 가르치는 데 필수입니다. 그러나 실제 임상에서는 교과서에서 배운 그런 지식을 어떻게 적용해야 할지 난감할 수 있습니다.

도입부에 보여드린 두 개의 피부발진을 교과서를 이용해 진단하려면 책에 실려 있는 사진과 비교해 볼 수밖에 없습니다. 하지만 비슷한 사진을 찾아내기란 쉽지 않습니다. 매우 비슷한 사진을 찾았더라도 그 질환인지 자신할 수 없는 경우도 많을 것입니다.

또한 질환이 병태생리(pathophysiology)에 따른 차례대로 나열되어 있기 때문에, 피부병변의 양상이 비슷한 질환(예를 들어, 습진과 백선)의 사진이 실려 있는 곳은 수백 페이지 떨어져 있는 경우도 있습니다. 피부병변의 양상이 비슷한 질환들을 감별해야 하는데, 교과서에 실린 특정 질환의 전형적인 사진을 암기하고 있다가 그것을

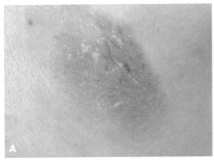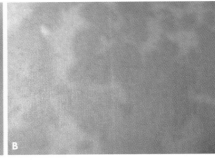

그림 1-1 두 개의 피부발진을 보고 진단을 생각해 보자.

다시 떠올리는 식으로는 피부과 진단을 내리기란 쉽지 않습니다.

그래서 필요한 것이 피부 진단학입니다. 의과대학에서는 「이 질환에는 이런저런 소견이 있다」는 식으로 질환을 먼저 제시하고 그와 관련된 소견에 대해 배웁니다. 그러나 실제 진료현장에서는 거꾸로 환자의 소견에서 시작하여 질환명에 도달하는 기술이 필요합니다. 내과에서는 그러한 기술을 배우기 위해 진단학이라는 과목이 있다는 것을 알고 계실 것입니다. 마찬가지로 피부과에서도, 피부 소견에서부터 시작해서 질환명에 도달하기 위한 피부과 진단학이 필요합니다.

1.2 피부과 의사의 사고 과정(thought process)

그런데 피부과 진단학을 공부하기 시작하면, 느닷없이 「장액성 구진」과 같은 어려운 용어가 나타나 좌절하는 사람이 많을 것입니다.

피부과 진단을 위해서는, 「먼저 피부발진을 정확한 용어로 표현할 줄 알아야 한다」고 가르칩니다. 이를 위한 약속된 공통의 용어가 원발진 · 속발진이며 홍반, 자반, 백반, 색소반, 구진, 결절, 낭종, 수포, 농포와 같은 피부과만의 독자적인 용어가 사용됩니다(표 1-1).

표 1-1 피부발진을 표현하기 위해 사용되는 용어

원발진	속발진	기타 병변
홍반	위축	태선
자반	인설(각질)	태선화(lichenification)
색소반	가피(딱지)	국면*
백반	굳은살	유두종
구진	티눈	비강진(잔비늘증, pityriasis)
결절	반흔	피부건조증
종양	켈로이드	어린선(비늘증)
수포	표피박리	다형피부위축
농포	미란(까짐)	경화
낭종	궤양	
팽진	균열	

*국면(局面, 역자주: 영어로는 plaque, 우리말 의학용어로는 '판'. 1cm 미만의 융기된 병변을 구진, 1 cm 이상의 융기된 병변을 판이라 함)

원발진·속발진은 알파벳에 비유될 수 있습니다. 알파벳을 모르면 영어 문장을 읽을 수 없듯이 피부질환을 배우려면 용어를 아는 것이 필수적입니다. 그러나 이 용어들을 하나씩 외우는 것은 쉽지 않습니다. 용어를 외우더라도 실제로 어떻게 진단이 이루어지는지 이해하기 어렵다는 문제는 여전히 해결되지 않습니다. 앞의 두 가지 피부발진을 정확한 용어로 기술해 보겠습니다.

> A: 표면에 미세한 인설이 붙어 있고 작은 미란을 동반한 계란 크기의 경계가 분명한 타원형 홍반
>
> B: 쌀알 크기부터 손톱 크기까지의 가벼운 침윤(infiltration[1])이 만져지는 홍반이 산재하고 일부는 합쳐져서 융합됨

어떻습니까?

이 내용만으로 진단할 수 있는 사람은 없을 것입니다. 용어를 진단으로 연결하려면 응용력이 필요합니다. 알파벳은 중요하지만, 알파벳만 외운다고 영어 문장을 읽을 수는 없습니다. 마찬가지로 정확한 용어만 외우고 있으면 진단할 수 있다는 논리는 성립되지 않을 것입니다[1].

피부발진을 보고 정확한 용어로 기술(description)한 뒤, 피부과 의사가 감별진단을 하기까지는 일련의 사고 과정이 존재합니다. 그러나 그 과정이 구체적으로 설명된 적이 거의 없다는 점이 많은 사람들이 피부과 진단을 어렵게 느끼는 이유일 것입니다. 세세한 용어 설명은 가능한 최소화하고 이 사고 과정을 설명하는 것이 이 책의 목적입니다(그림 1-2).

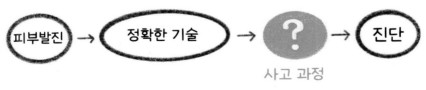

그림 1-2 피부과 진단의 사고 과정

---

1 역자주: 주로 백혈구가 피부에 침윤한 결과, 손으로 만질 때 단단하게 만져지는 피부의 변화를 뜻하는 용어

기존 교과서는 질환의 기본지식을 폭넓게 학습하는 것을 중요시합니다. 그러나 초보자에게는 오히려 그런 목적이 피부질환에 쉽게 다가가는 것을 어렵게 만들 수도 있습니다. 피부과는 심오하고, 다루는 대상이 실로 방대합니다. 그러나 실제 일상진료에서 접하는 질환은 제한적입니다. 교과서의 편집목적은 모든 피부질환을 망라하는 것이므로, 그다지 실용적이지 않은 지식들까지 방대하게 기술되어 있는 것 또한 사실입니다.

예를 들어 솟아오르지 않은 평평한 피부발진을 「반점(macule)」이라 하며, 몇 가지 종류가 있습니다. 교과서에는 홍반, 자반, 백반, 색소반이 함께 기술되며, 대략 비슷한 분량의 페이지가 할애되어 있지만, 실제 임상에서 가장 빈번하게 만나는 반점 양상의 피부발진은 홍반입니다(그림 1-3).

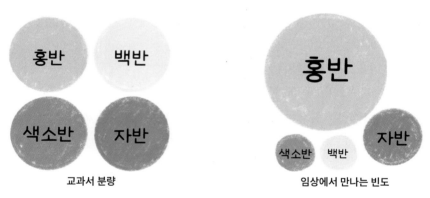

그림 1-3 교과서 분량과 실제 임상에서 만나는 빈도

홍반은 다른 반점들보다 훨씬 많은 질환을 포괄하고 있기 때문에 교과서에 기술된 분량만으로는 충분하지 않습니다. 반면에 색소반이나 백반은 피부과 이외의 의사들이 접하는 빈도가 높지 않기 때문에 우선순위에서 뒤로 미뤄도 무방합니다. 이 책에서는 기존 교과서의 백과사전식 편집방식이 아닌, 보다 실전적인 응용을 목표로 흔히 접하는 증상인 홍반에 집중하여 이야기하고자 합니다.

2 피부발진 표면의 특징에 주목하자

 진단을 내리려면 피부 진단학을 공부해야 한다는 말이 맞을 것 같군요.

 교과서는 좋은 증례 사진이 많이 실려 있지만, 진단 과정에 대해 자세히 이야기하지 않는 경우가 많아.

 그래서 피부발진을 본 후에 어떻게 해야 할지 감이 안 잡히더라고요.

 자, 방금 보여준 두 개의 피부발진을 다시 한번 보자(그림 1-4). 이 두 가지가 구체적으로 어떻게 다른지 말해 볼 수 있을까?

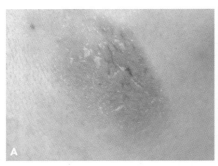
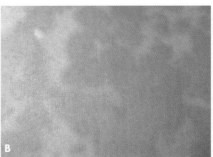

그림 1-4 두 개의 피부발진은 어떻게 다른가?

 음… 겉모양(외형)이 다르긴 한데요….

 그 차이점이 진단에 중요한 포인트네. 그것을 이해한다면 피부발진과 병태생리의 연관성도 이해할 수 있을 거야.

2.1 표면이 까칠까칠한가? 반들반들한가?

이제 홍반의 진찰법에 대해 살펴보겠습니다. 앞서 보여드린 피부발진 사진을 다시 한번 보십시오(그림 1-4).

A, B 모두 솟아오르지 않은 평평한 피부발진이므로 반(macule)이고, 붉은색이므로 홍반입니다. 다만 그것만으로는 진단을 할 수 없습니다.

하지만 A와 B의 특성이 다르다는 것은 어느 정도 알아차릴 수 있을 것입니다. 이 차이가 홍반 감별을 위한 중요한 포인트입니다. 정확한 용어를 사용해 피부발진을 표현하더라도 그것만으로 바로 진단이 되는 것은 아닙니다. 피부발진의 표현부터 진단에까지 이르는 과정에는 좀처럼 표현되지 않는 사고 과정이 존재하기 때문입니다. 홍반을 보는 피부과 의사의 사고 과정을 알려드리고자 합니다.

이번에는 두 사진에서 피부표면의 변화양상에 주목하여 한 번 더 비교해 보십시오. A는 「피부 표면이 벗겨져 까칠까칠」, B는 「피부표면의 변화가 없이 반들반들」하다는 차이가 있음을 알 수 있습니다. 누구나 알아볼 수 있는 이러한 피부표면의 차이로부터 피부발진이 생긴 병태생리와 원인을 추측할 수 있습니다[2].

실제 임상에서는, 표면이 까칠까칠한 홍반은 습진을 먼저 생각하고, 표면이 반들반들한 홍반은 약진(약물발진, drup eruption)을 먼저 생각합니다(그림 1-5).

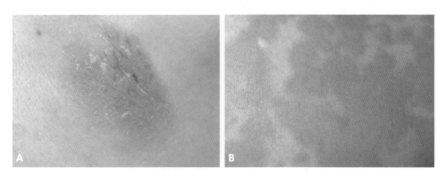

그림 1-5 피부표면의 변화양상에 주목하십시오.

학생시절 여러분은, 내과 공부를 어떻게 하셨나요? 아마도 질환의 병태생리를 이해하고 거기에 증상을 관련시켜 논리적으로 외워 나갔을 것이라고 생각합니다. 이론을 공부하는 것은 재미있고 기억하기 쉽다는 장점이 있습니다.

반면, 피부과 공부는 사진과 함께 일대일 대응하여 통째로 암기하는 재미없는 과목이 되기 쉽습니다. 이 책에서는 가능한 한 논리적으로 이해할 수 있게, 피부발진이 생기는 원리를 보여주고자 합니다. 피부발진과 병태생리의 관계를 자세히 설명하겠지만, 제대로 이해하려면 우선 조직학 지식이 필요합니다.

학생 시절에 배웠겠지만, 아마도 이미 많은 사람들이 잊어버린 것 같습니다. 피부발진을 이해하기 위해 조직학을 복습해 볼까요.

2.2　피부 진단을 위한 조직학

피부는 크게 3개의 층으로 나뉘어 있습니다. 피부표면에서부터 순서대로 표피, 진피, 피하조직이라고 하며 각 층마다 고유 기능이 있습니다. 간단한 모식도로 보면 그림 1-6과 같습니다.

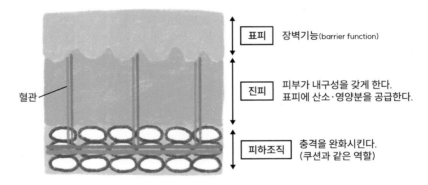

그림 1-6 피부의 구조

각각의 층은 어떤 기능을 가지고 있을까요.

우선 표피는 장벽(barrier)기능이라는, 생명 유지에 절대 없어서는 안 될 중요한 역할을 맡고 있습니다. 피부 장벽은 두 가지 역할을 맡고 있습니다. 하나는 체외의 이물질이 체내로 침입하는 것을 막는 역할, 또 하나는 체내의 수분이 체외로 소실되는 것을 막아 몸이 건조해지지 않도록 보호하는 역할입니다. 진피는 결합조직으로 구성되어, 피부가 내구성을 갖게 합니다. 또한, 진피에는 혈관이 풍부하게 분포되어 있어 표피로 영양분과 산소를 공급합니다. 그 외에도 신경, 모낭, 땀샘, 피지샘 등의 기관이 있으며 그에 따른 생리적인 기능도 수행합니다.

피하조직은 3층 구조의 가장 아래층에 있으며, 표피와 진피를 지탱하고 있습니다. 지방조직으로 주로 구성되며 외부 충격을 완화하는 쿠션 역할이나 단열 등의 보온 기능도 수행하고 있습니다.

기억이 차츰 되살아나실 것입니다. 조직학은 지루할 수도 있지만, 이런 지식을 알아두면 피부발진을 논리적으로 이해할 수 있으므로 확실하게 정리해 주십시오.

2.3 피부발진을 조직학적으로 생각해 보자

앞서 언급한 두 개의 피부발진을 조직학적으로 살펴보겠습니다. 먼저 피부발진의 붉은 기는 염증에 의해 확장된 진피 혈관에 혈류가 증가되기 때문에 나타납니다. 따라서 피부가 붉어진다면 피부에 어떤 종류의 염증이 발생하고 있음을 짐작해 볼 수 있습니다.

그리고 표면이 까칠까칠하다는 것은 피부 가장 바깥쪽인 「표피」에 문제가 있음을 나타냅니다(그림 1-7).

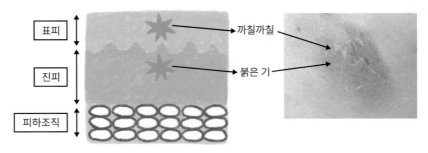

그림 1-7 표면이 까칠까칠한 홍반은 표피에 문제가 있다.

홍반 표면이 반들반들하다면 「표피」에는 병변이 없다는 것을 나타냅니다. 즉 피부발진 표면의 변화양상에서 병변이 존재하는 부위를 알 수 있습니다(그림 1-8). 그리고 피부병변의 존재 부위가 파악되면 그 병변이 어디에서 시작되었는지 추측해 볼 수 있습니다[3].

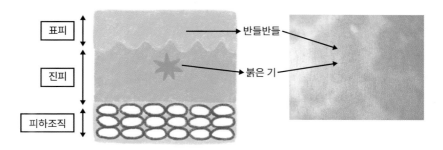

그림 1-8 표면이 반들반들한 홍반은 표피에는 문제가 없다.

우선 표피에 변화가 있는 경우 병변은 표피에서 시작되고 있으며, 표피의 변화가 없는 홍반은 병변이 진피에서 시작되고 있습니다.

표피에서 시작되는 질환의 대부분은 외인성이며, 원인물질이 표피와 접촉하면서 발생합니다(그림 1-9A). 대표적인 예는 접촉피부염과 같은 습진입니다. 자극성 접촉 피부염은 외부의 원인물질이 표피세포에 손상을 주고 표피세포에서 방출된 다양한 사이토카인에 의해 일어난 질환입니다.

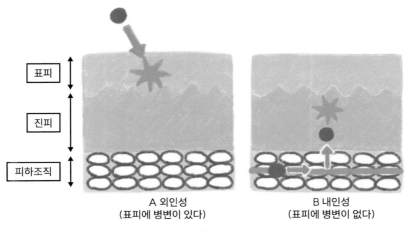

A 외인성
(표피에 병변이 있다)

B 내인성
(표피에 병변이 없다)

그림 1-9 병변의 존재부위로부터 병인을 추정할 수 있다.

반면, 진피에서 시작된 질환의 대부분은 내인성이며, 원인물질이 혈류를 타고 피부에 도달하여 발생합니다(그림 1-9B). 대표적인 예는 약진입니다.

약진은 체내에 흡수된 약제나 그 대사산물에 의해(정확히는 약제에 의해 활성화된 항원특이적 T세포가 피부로 이동함으로 인해) 피부발진이 발생합니다.

위와 같이 표면이 까칠까칠한 홍반인 A는 외인성 습진, 표면이 반들반들한 홍반인 B는 내인성 약진으로 잠정 진단할 수 있습니다. 이것은 매우 단순화된 설명이므로 예외도 많지만 피부과 의사의 사고 과정을 부분적이나마 이해하실 수 있을 것입니다.

초기 병변의 위치가 표피인지 진피인지를 감별하는 것은 진단의 첫 번째 단계로서 가장 중요합니다.

이렇게 피부발진의 표면 변화양상으로 병변의 깊이를 알아내고, 그 깊이에 대한 정보로부터 원인을 추측할 수 있는 것입니다(그림 1-10).

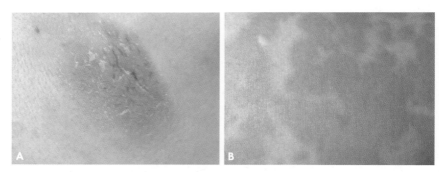

그림 1-10 피부발진의 표면 특성에서 병변의 깊이를 알 수 있고, 깊이에서 병인을 추측할 수 있다.

2.4 홍반을 구분해 보는 연습

제2장 이후부터는 각각의 홍반에 대한 감별질환을 자세히 다루겠습니다. 그 전에 복습으로 실제 홍반을 구별해 보는 연습을 해 보겠습니다.

그림 1-11에 홍반 사진이 여러 장 제시되어 있습니다. 표면의 변화양상에 주목하

여 두 그룹으로 나눠 보십시오. 지금까지는 뭉뚱그려 홍반으로만 인식되었겠지만, 이제는 명확하게 분류할 수 있을 것입니다.

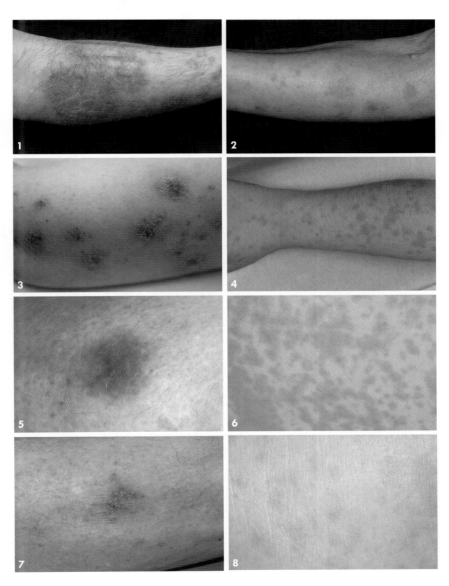

그림 1-11 표면의 특성에 주목하여 두 그룹으로 나눠 보자!

1, 3, 5, 7 : 표면의 변화가 있는 홍반
2, 4, 6, 8 : 표면의 변화가 없는 홍반

피부 병변은 누구나 육안으로 볼 수 있습니다. 따라서 누구나 쉽게 진단할 수 있다고 착각할 수 있습니다. 그러나 「눈에 보이는 것」과 「생각하면서 관찰하는 것」은 전혀 다릅니다. 이와 관련해서는 이누이트(Inuit)족의 어휘목록이 시사하는 바가 크다고 생각합니다.

얼음과 눈이 많은 지역에 사는 이누이트는 「흰색」을 표현하는 단어를 수십 개 가지고 있다고 합니다. 우리가 「하얗다」라고 한마디로만 표현하고 구별하지 못하는 눈의 색을, 그들은 세밀하게 구분하고 있는 것입니다.

초보자들은 피부발진을 내가 보고 있다고 생각하지만, 실제로는 전혀 보고 있지 못할 수 있습니다. 이누이트가 흰색을 구분하는 것처럼 피부발진을 제대로 구분하려면 훈련이 필요합니다. 피부발진을 생각하며 관찰할 수 있도록, 지금부터 홍반의 진단법을 자세히 설명하겠습니다.

문헌 ···

1)　梅林芳弘：レジデントに伝えたい皮膚病変のみかたと診断への道筋─皮膚科医は
　　いかにして診断にたどりつくのか? レジデントノート 11 : 1430-1436, 2010 **NAID** 40016938153

2)　戸倉新樹：皮膚免疫学を理解する(Ⅲ)：皮膚疾患の病態を最近の話題から探る. 西日本
　　皮膚科 69 : 284-289, 2007 **NAID** 10026635876

3)　北島康雄：皮疹の診かたの基本的ロジック. medicina 51: 786-791, 2014

제
2
부

제
3
부

제
4
부

제
5
부

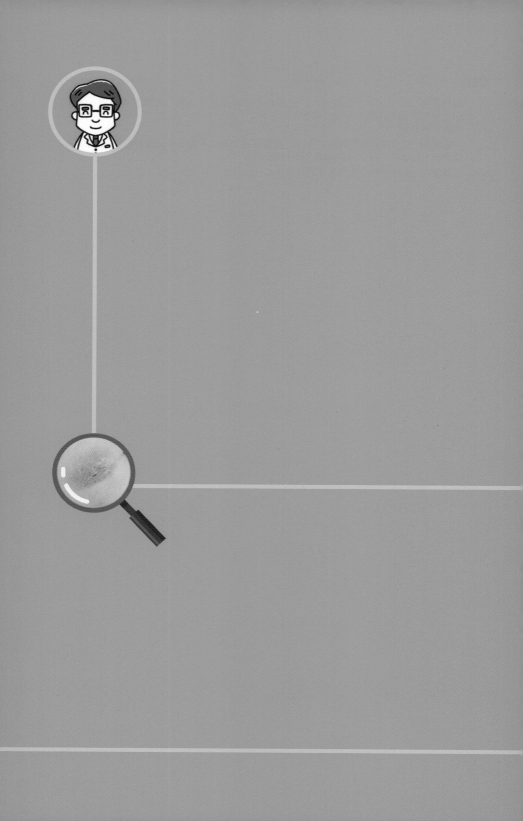

제 2 부

표면이 까칠까칠한 홍반
(표피의 병변)

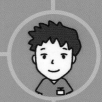

표피 병변의 진단 플로우차트

 표면이 까칠까칠한 홍반은 습진이군요. 피부과 진단은 의외로 간단할 수도 있겠군요.

 그렇다고 할 수도 없어. 그림 2-1의 피부발진을 보고 어떻게 생각하나? 각각 습진, 백선(tinea[1]), 보웬병(Bowen disease = squamous cell carcinoma in situ)이야.

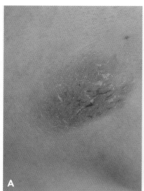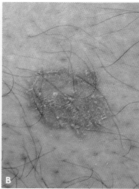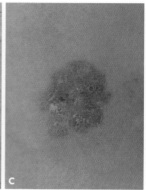

그림 2-1 표면이 까칠까칠한 홍반

 차이점을 거의 모르겠어요… 습진뿐만 아니라 여러 가지 감별진단이 있군요? 어떻게 구분하면 될까요?

 구별하기 쉽지 않다고 생각하는 게 좋네. 일단 표면이 까칠까칠한 홍반에는 어떤 감별할 진단이 있는지 알아볼까? 그리고 병태생리에 대해 공부한 후 감별법에 대해 생각해 보자.

1.1 표피 병변의 감별진단

제2부에서는 표피 변화가 있는 홍반에 대해 자세히 살펴봅니다. 홍반 표면이 까칠까칠하게 나타난 것은 피부의 바깥쪽(표피)에 병변이 있음을 나타냅니다. 그리고

---

1 역자주: 피부의 얕은 진균감염증 중에서 피부사상균(dermatophyte)에 의한 감염을 일컫는 말이다.

표피에 병변이 있을 경우에는 원인물질이 직접 피부에 침입한 것으로 생각할 수 있습니다. 제1부에서는 이런 증상을 보았을 때 먼저 습진을 고려하라고 했습니다. 그러나 습진 외에도 몇 가지 감별해야 할 질환들이 있습니다(표 2-1).

표 2-1 표면이 까칠까칠한 홍반의 감별질환

① 습진
② 감염증
③ 악성종양
④ 기타 염증성 피부질환(염증성 각화증)

그림 2-1을 다시 한번 봐 주십시오. 모두 표면이 까칠까칠한 홍반으로 겉모양은 매우 비슷합니다. 혹시 진단명을 짐작할 수 있을까요?

답은 A가 습진, B가 백선, C가 보웬병입니다. 우선 습진과 유사한 증상을 띠는 것에는 피부 감염이 있습니다. 그중 가장 빈도가 높은 것은 피부 진균감염증(피부 진균증)의 일종인 백선입니다. 백선의 피부발진이 습진과 비슷한 이유는 무엇일까요?

일반적으로 습진은 피부로 침입한 이물질에 대한 면역반응으로 일어납니다(그림 2-2A). 백선 역시, 피부로 침입한 진균에 대한 면역반응으로 인해 증상이 초래됩니다. 즉 원인물질은 다르지만, 질병을 일으키는 병태생리는 동일하다는 의미입니다(그림 2-2B). 그 때문에 습진과 백선은 육안으로 구별할 수 없는 경우가 많습니다.

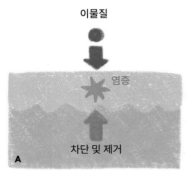
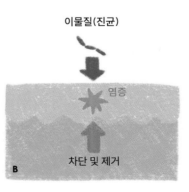

그림 2-2 습진과 백선의 병태생리

다음으로 감별이 필요한 것은 표피의 악성종양입니다. 표피세포가 악성화되어 종양이 된 경우에도 습진과 매우 비슷한 증상을 보입니다(그림 2-3A). 보웬병이나 유방외파젯병(extramammary Paget disease) 등이 여기에 해당합니다.

그 밖에 습진 이외의 염증성 피부질환(염증성 각화증)이 있습니다. 염증성 각화증에서는 자가면역 기전에 의해 표피의 염증이 일어납니다(그림 2-3B). 치료법은 습진과 동일한 경우가 많고 빈도도 그다지 높지 않아서 우선적으로 떠올릴 필요는 없지만, 이런 질환이 있다는 것을 기억해 두면 좋겠습니다.

종양세포

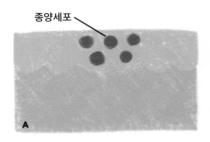 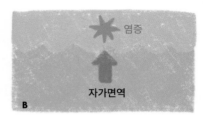

그림 2-3 표피의 악성종양과 염증성 각화증의 병태생리

그렇다면 이들을 어떻게 구별해야 할까요?

각각의 질환에는 세세한 차이가 있으며, 숙련된 피부과 의사들은 이들을 구별할 수 있습니다. 그 때문에 교과서에는 자세한 감별 방법이 쓰여 있으나, 어려울 수도 있습니다. 저는 초보자가 꼭 구분해 내야 할 필요는 없다고 생각합니다.

사실, 실제 현장에서는 구별할 수 없는 증례도 꽤 많으며 겉모양만으로 감별할 수 있다고 과신하다가 낭패를 보는 경우도 많습니다. 물론 겉모양만 보고 감별할 수 있다면 더 좋겠지만, 다른 사항까지 고려하여 체계적으로 구별하는 법을 익혀야 할 것입니다. 그러나 초보자는 겉모양에 기초하여 감별할 수 있는 방법을 먼저 확립해 두는 것이 중요하다고 생각합니다. 그것을 위한 진단 플로우차트를 제시합니다.

표면이 까칠까칠한 홍반을 보면, 습진, 진균증, 악성종양, 염증성 각화증 등 4가지의 원인을 떠올려야 하겠습니다. 그렇다면 이들 질환을 감별할 수 있는 좋은 방법은 무엇일까요?

이때 중요한 것은 감별진단에 우선순위를 정하는 것입니다. 우선순위를 정하기 위해서는 질환의 빈도와 중증도(severity)를 따져봐야 합니다. 중증도란 생명 예후와 관련된 긴급성이나 후유증을 남길 정도의 비가역성[2]이 있는지 여부입니다. 이 두 가지를 축으로 하여, 질환을 4개의 카테고리로 분류할 수 있습니다(그림 2-4).

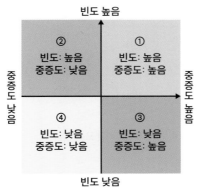

그림 2-4 빈도와 중증도(severity)에 따른 4개의 카테고리 분류

그럼 구체적으로 살펴보도록 하겠습니다. 먼저 빈도입니다(표 2-2)[1].

표 2-2 피부과 진료 환자의 비율

· 습진 그룹	39%
· 진균감염증 그룹	13%
· 악성종양 그룹	4%
· 염증성 각화증 그룹	5%

2 　역자주: 일단 발생하고 나면 치료나 회복이 어렵다는 의미에서 irreversibility

습진과 진균증은 빈도가 높고, 악성종양과 염증성 각화증의 빈도는 낮은 편입니다. 다음으로 중증도 측면에서는 습진이나 염증성 각화증은 낮다고 할 수 있습니다. 반면 악성종양의 중증도가 높은 것은 확실합니다. 진균증은 생명을 위협하지는 않지만, 감염의 전파가능성을 생각하면 습진에 비해 상대적으로 중요도가 높다고 할 수 있습니다. 이런 정보를 바탕으로 표면이 까칠까칠한 홍반을 4가지 카테고리로 분류하면 다음과 같습니다(그림 2-5).

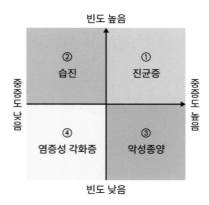

그림 2-5 표면이 까칠까칠한 홍반의 4가지 카테고리 분류

우선 빈도가 높은 ① 진균증, ② 습진을 먼저 고려하고, 할 수 있다면 진균검사(직접도말[direct smear]검사)로 진균증을 확실히 배제하도록 합니다. 그리고 진균증을 배제하였다면 빈도를 고려하며 일단 습진 치료를 시작하는 것이 좋습니다. 그래도 호전되지 않는 경우 ③ 악성종양을 의심하고 피부 조직검사를 고려하게 되는 흐름입니다. ④ 염증성 각화증은 초기 감별 단계에서는 염두에 두지 않아도 됩니다.

감별 순서
① 진균증 → ② 습진 → ③ 악성종양

이러한 진단과정을 진단 추론이라고 합니다. 내과 진단학에서는 잘 알려진 사고 방법이지만 피부과에서는 그다지 익숙한 방법이 아닙니다. 진단 추론에 대해서는 제5부에서 자세히 설명하겠습니다(→ 204p).

요약하면 그림 2-6의 플로우차트에 따라 감별진단을 해 나가는 것이 효율적일 것입니다. 이 플로우차트의 특징은 겉모양에만 근거하여 판단하지 않는다는 것입니다. 이렇게 체계적으로 진료하면 놓치는 것들이 적어지는 장점이 있습니다. 이 다음에는 각 질환의 상세한 설명과 진단 절차를 소개하겠습니다.

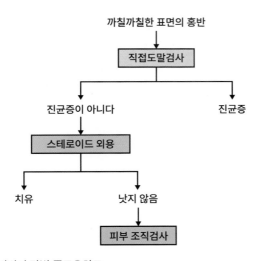

그림 2-6 표피 병변의 감별 플로우차트

지금까지 표면이 까칠까칠하다는 표현을 사용했는데, 피부질환의 병태생리를 이해하기 위해 좀 더 자세히 설명하겠습니다. 다소 전문적인 내용이지만 따라와 주십시오.

홍반의 표면이 까칠까칠해지면, 피부에는 어떤 변화가 일어나는 걸까요. 그림 2-7을 자세히 관찰해 보십시오. 피부 표면이 얇게 벗겨져 있음을 알 수 있을 것입니다. 이렇게 표면이 벗겨져 하얗게 떠 있는 상태를 인설(각질, scale)이라고 합니다. 표면이 까칠까칠해지는 것은 「인설이 있다」는 의미입니다.

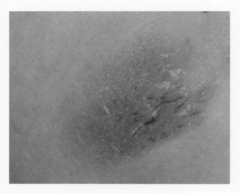

그림 2-7 어떤 변화가 있나?

인설은 왜 생기는 걸까요? 그 이유를 이해하려면 조직학적 지식이 필요합니다. 피부는 표피, 진피, 피하조직의 삼층 구조로 이루어져 있습니다. 앞에서는 생략했지만, 표피를 더 확대하여 세부 구조를 살펴보겠습니다. 표피는 기저층, 유극층, 과립층, 각질층 등 4개의 층으로 나뉘어 있습니다(그림 2-8). 인설과 같은 피부 표면에서 관찰할 수 있는 변화는 피부 바깥쪽, 표피 중에서도 가장 바깥에 있는 각질층의 병변입니다.

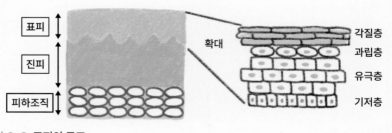

그림 2-8 표피의 구조

각질층은 핵이 사라진 죽은 세포층이며, 각질층이 체표면을 덮어서 건조한 외부 환경으로 수분이 손실되는 것을 방지하고 있습니다. 즉 각질층에 의해 생체의 내부 환경이 유지됩니다. 표피세포의 가장 큰 역할은 분화하여 각질층을 만드는 것입니다(그림 2-9).

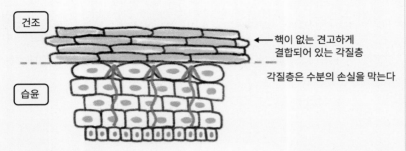

그림 2-9 각질층의 역할

그런데 표피세포의 분화 과정에 이상이 생기면 원래 사라져야 할 핵이 남아있는 불완전한 각질층이 형성되고, 접착력이 약해진 곳에서 크게 벗겨지게 됩니다. 이렇게 벗겨진 각질층을 육안으로 본 것이 인설입니다(그림 2-10).

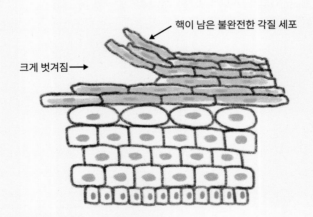

그림 2-10 인설이 만들어지는 기전(mechanism)

즉 인설은 표피세포에 이상이 있었다는 것을 나타냅니다. 예를 들어 습진에서는 염증으로 인해 표피세포가 손상되어 분화(分化) 이상을 일으킵니다[2]. 이로 인해 불완전한 각질층이 형성되어 인설이 나타납니다.

그 밖에 분화 이상을 초래할 수 있는 병태생리로는, 세포가 암으로 변화한 경우 즉 악성종양이 있습니다. 비정상적인 암세포는 분화 이상을 동반하기 때문에 표피의 바깥층에 도달해도 핵이 사라지지 않고 인설을 동반합니다. 이에 대해서는 나중에 설명하겠습니다(→57p).

이러한 각질층의 이상(異常)은 병리조직에서도 확인할 수 있습니다(그림 2-11). 각질층에 원래 없어야 할 핵이 보이는 상태를 불완전각화(=착각화증, parakeratosis)라고 하며, 피부병리에서 중요한 소견입니다. 이처럼 인설은 피부상태에 대해 많은 정보를 알려주는 매우 중요한 소견입니다.

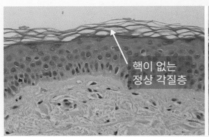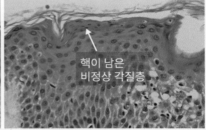

핵이 없는 정상 각질층

핵이 남은 비정상 각질층

그림 2-11 불완전각화의 병리조직 소견

2 습진이란 무엇인가?

 자, 먼저 습진에 대해 알아볼까?

 피부과의 기본 질환이죠. 어려운 병명이 많은 피부질환 중에서는 그나마 친숙한 이미지가 있습니다.

 맞아. 내과의 감기에 해당하는 질환이 습진이라고 할 수 있지. 하지만 습진이 뭐냐고 묻는다면 쉽게 대답하기 어려울걸?

 네 맞아요….

 먼저 습진이란 무엇인지 정의를 내려보고, 피부과 특유의 치료법인 외용요법에 대해서도 알아보자.

2.1 습진의 정의

「습진」이라는 병명은 잘 알려져 있습니다. 습진은 피부질환 중 가장 흔한 병명으로, 피부과 외래환자의 1/3 이상을 차지하는 매우 common한 질환입니다(그림 2-12)[1].

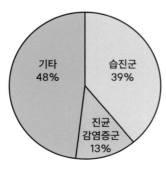

기타
48%

습진군
39%

진균
감염증군
13%

그림 2-12 피부과 외래 내원환자의 질병

하지만 습진이 무엇인지 명확히 대답할 수 있는 사람은 많지 않을 것입니다. 교과서를 보면 습진의 정의는, 「① 점상상태[3], ② 다형성[4](그림 2-14 참조), ③ 가려움증 등 세 가지가 갖춰진 것」이라고 나와 있습니다. 하지만 이 설명을 듣고도 쉽게 이해할 수 있는 사람은 많지 않을 것입니다. 그래서 좀 더 간략하게 정의해 보겠습니다.

[습진의 정의] 표피의 염증

이것으로 습진이 무엇인지 좀 더 쉽게 이해가 될 것입니다(「그럼, 감염증으로 인한 염증과는 어떤 차이가 있을까」라는 의문이 들 수도 있겠지만, 감염증에 대해서는 나중에 설명하겠습니다→40p). 좀 더 자세히 살펴보겠습니다.

표피의 염증은 림프구를 비롯한 염증세포가 피부에 침윤하여 들어오면서 발생합니다. 그렇다면 표피에 염증세포가 들어오게 되는 이유는 무엇일까요. 그것은 표피에 침입한 이물질을 막고 피부 밖으로 제거하기 위함입니다. 원인물질은 상황마다 다를 수 있지만, 습진의 병태생리라는 것은 이물질을 막아낸 뒤 제거하기 위한 면역반응인 것입니다(그림 2-13).

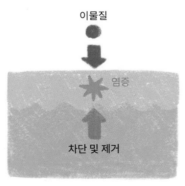

그림 2-13 습진의 병태생리

이제 습진의 병태생리는 이해했지만, 진단을 하기 위해서는 육안으로 표피의 염증을 판단해야 합니다. 그러기 위해서는 습진으로 인해 표피에 일어나는 변화를 좀

---

3   역자주: 작은 점모양의 초기병변이 나타남. 이런 점상병변들이 커지기도 하고 나중에 융합되어 더 큰 병변이 될 수 있지만, 습진의 기본구성요소는 점모양의 작은 병변이라는 의미
4   역자주: 초기 급성기에는 수포나 진물이 나는 병변, 만성기에는 피부가 두꺼워진 태선화된 병변이나 인설이 많은 병변 등 다양한 형태의 임상양상을 띤다는 의미

더 자세히 알아야 합니다.

표피의 염증으로 일어나는 일련의 변화와 피부발진의 종류를 자세히 설명한 그림이 습진 삼각형입니다(그림 2-14). 교과서에서 한 번쯤 보았을 것입니다. 이 그림에 표시된 각각의 피부발진을 확인할 수 있다면, 표피에 염증이 생긴 것을 확인하고 습진으로 진단할 수 있습니다.

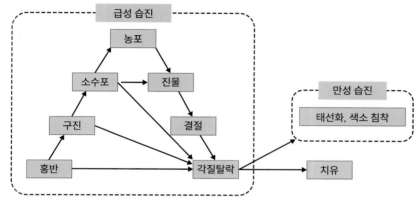

그림 2-14 습진 삼각형

그런데 문제는 이 일련의 피부 소견을 하나하나 인식하는 것이 초보자에게는 매우 어렵다는 점입니다. 그래서 이 책에서는 습진 삼각형을 외우지 않아도 이해할 수 있도록 「표면이 까칠까칠」하다는 표현을 사용해 보았습니다. 습진 삼각형에 표현된 다양한 피부소견이라는 것도 결과적으로 피부 표면에 변화를 일으키고 그것이 우리 눈에 관찰되기 때문입니다.

2.2　습진의 종류

습진이라 진단한다고 해도 그것은 단일한 질환을 의미하는 것이 아니라 매우 다양한 질환을 포함하고 있습니다. 이 때문에 습진이라는 이름아래 많은 병명이 붙어 있어 혼란스러워하는 사람도 있습니다(표 2-3). 지금부터 습진에 이름을 붙이는 방법에 대해 설명하겠습니다.

표 2-3 다양한 양상을 보이는 습진의 병명

접촉피부염	범발성습진*
피지결핍습진	유아습진
울혈성 피부염	아토피피부염
손습진	지루피부염
기저귀피부염	동전모양습진
입주위습진	이상발한습진**
간찰부습진	만성단순태선(Vidal 태선)

* 범발성습진(汎發性濕疹, 역자주: 전신의 여러 부위에서 동시다발적으로 발생한 습진)
** 이상발한습진(異常發汗濕疹, dyshidrotic eczema = 한포진汗疱疹 pompolyx)

　　습진에는 특정한 이름이 붙는 것과 붙지 않는 것이 있는데, 이름이 붙지 않는 경우에는 단순히 「습진」이라고 합니다.

　　이름이 붙는 습진 중에는 먼저 원인물질이 명확한 것이 접촉피부염입니다. 예를 들어 습포(붙이는 '파스')에 의한 염증이 분명하다면, 「습포로 인한 접촉피부염」으로 진단됩니다. 그러나 명확히 원인물질을 알 수 없는 경우는 병인, 발병 부위, 나이, 특징적 임상소견 등에 근거하여 이름 붙입니다(그림 2-15).

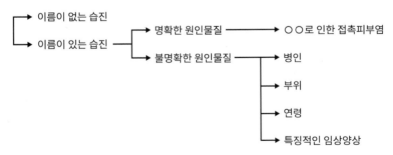

그림 2-15 습진의 명명법

　　발생 부위에 따라 고유한 진단명이 붙여진 습진에는 「기저귀피부염」, 「손습진」 등이 있으며, 특정 연령에서 나타나는 습진의 예로는 「유아습진」 등이 있습니다(표 2-4).

표 2-4 습진의 분류

병인에 의한 병명	피지결핍습진, 울혈성 피부염
부위에 따른 병명	손습진, 기저귀피부염, 입주위습진, 간찰부습진, 범발성습진
연령에 따른 병명	유아습진
특징적인 임상양상에 의한 병명	아토피피부염, 지루피부염, 동전모양습진, 이상발한습진, 만성단순태선

여기에서 예를 들어 설명하겠습니다. 그림 2-16을 어떻게 진단해야 할까요?

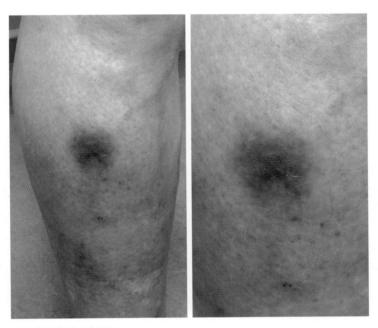

그림 2-16 어떻게 진단할까요?

표면이 까칠까칠하여, 습진인 것을 알 수 있습니다. 원인물질로 짐작가는 것은 없으며, 접촉피부염은 아닌 것 같습니다. 또한 부위나 연령에도 특징이 없습니다.

그렇다면 특징적인 임상소견이 어떨까요? 동그란 모양을 하고 있습니다.

이와 같은 형태의 습진을 동전모양습진이라고 합니다.

또 자세히 보면 표재정맥이 두드러져 있어, 하지정맥류일 수도 있습니다. 어쩌면 정맥의 울혈로 인한 울혈성 피부염이라는 병명을 붙일 수도 있습니다. 이러한 과정으로 습진의 병명을 붙여 갑니다.

이러한 분류에 속하지 않는 원인 불명의 습진 반응의 경우, 병명을 붙일 수 없기 때문에 단순한 「습진」이라 부릅니다. 단순한 습진은 발병 후의 경과에 따라 급성 습진, 만성 습진으로 부를 수도 있습니다.

그런데 이런 종류의 이름을 붙이기 어려운 습진도 완전히 원인 불명인 것은 아니며, 대략적인 병태생리를 추측해 볼 수 있습니다. 습진이 발생하는 기전은 크게 두 가지로 나눌 수 있습니다.

습진이 발생하는 기전
① 알레르기 피부염
② 자극 피부염

알레르기 피부염은 주로 IV형 과민반응(type 4 hypersensitivity)으로 발생하며 감작(sensitization, 感作)된 후에 발생합니다. 감작 후 알레르겐이 침입하여 다시 노출된 경우, 감작된 T세포가 혈류를 타고 피부에 도달하여 표피에 침입한 항원(알레르겐)과 반응하여 IL-4, IL-13, INF-γ 등의 사이토카인을 분비하고 염증반응을 유발시킵니다.

반면, 자극 피부염은 감작되지 않은 물질의 반복적인 자극으로 발생합니다. 자극으로 손상된 표피세포로부터 다양한 사이토카인이 방출되어 염증세포가 손상된 국소부위로 침윤하여 염증반응이 유발되어 습진병변이 만들어집니다.

원인이 분명하지 않은 습진의 대부분은, 자극 피부염의 일종이 아닌가 추측됩니다. 단일 원인이 아닌 마찰이나 건조함으로 인한 피부 손상, 땀에 의한 자극 등이 복잡하게 얽혀 있는 것으로 여겨집니다.

피부과 의사라면 단순한 「습진」이 아니라 어떤 병명을 붙이고 싶어하지만, 증상만으로는 원인물질을 특정하기 어려운 경우도 적지 않습니다. 실제 외래에서 가장 많이 진단되는 질환은 분류 불능 습진, 즉 이름을 붙일 수 없는 습진입니다.

하지만 원인을 찾고자 노력하는 것은 매우 중요합니다. 예를 들어 접촉피부염은 일반진료 중 흔히 볼 수 있는 질환인데 원인 찾기를 게을리하면 난치병이 됩니다. 습진병변이라면 항상 접촉피부염을 의심하여 진료를 하는 것이 중요합니다. 추측할 수 있는 알레르겐은 다양하지만, 흔히 원인으로 확인되는 일상용품, 취미, 약물 사용력 등 생활환경에 관한 문진이 중요합니다.

그 외 대표적인 습진의 발병 기전을 간단히 설명하겠습니다. 습진이라고 해도 다양한 병태생리가 존재합니다.

1) 피지결핍습진(Asteatotic eczema)[3]

노화와 더불어 피지의 분비량은 감소됩니다. 그 결과 피부가 건조해지고 표피 장벽기능이 저하됩니다. 이로 인해 표피에 항원이 쉽게 침입하여 면역반응이 유발되면서 염증을 초래합니다.

2) 지루피부염[4]

지루피부염은, 피지의 과도한 분비로 인해 피부염이 발병한 상태라 여겨집니다. 과다분비된 피지의 트리글리세라이드(triglyceride)는 피부의 상재균에 의해 자극성이 있는(irritant) 지방산 등으로 분해됩니다. 이러한 물질들이 표피세포를 손상시켜 염증을 일으킵니다.

2.3 스테로이드 외용제

진단 플로우차트(순서도)에는 치료가 포함되어 있으므로 습진 치료에 대해서도 알고 있어야 합니다. 습진 치료의 기본은 스테로이드 외용제를 중심으로 한 바르는 치료법입니다.

1) 외용제의 작용 매커니즘

먼저 외용제의 작용 매커니즘을 설명하겠습니다.

외용요법이란 병소 치유를 목적으로 약물을 경피적(transcutaneous)으로 투여하는 치료법입니다. 약물을 직접 병소에 투여할 수 있기 때문에 유효 치료농도를 달성하기 쉽고, 전신적인 부작용이 적다는 등 여러 가지 장점이 있습니다. 경피적으로 투여된 약물은 ① 표피 경로(경표피 경로, 표피를 통과하는 경로)와 ② 모낭이나 땀샘 경로(경부속기 경로, 피부부속기를 통과하는 경로), 두 경로를 통해 흡수됩니다.

외용제의 흡수경로
① 경표피 경로
② 경부속기 경로

표면적을 고려하면 경표피 경로가 대부분을 차지합니다. 경표피 경로에서는 피부에 도포된 약물이 표피에서 진피 상층까지 서서히 침투하여 흡수됩니다. 그리고 흡수 경로에 존재하는 염증세포나 표피세포, 혈관내피세포에 흡수되어 이들 세포의 대사작용에 영향을 미쳐 약효를 발휘합니다(그림 2-17). 따라서 외용제가 가장 효과를 발휘하는 것은 표피의 병변입니다. 도달하더라도 진피 얕은층에 국한되므로 진피 심층이나 피하조직의 병변에는 효과가 부족할 것으로 생각됩니다.

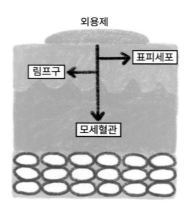

그림 2-17 경표피 경로

참고로, 정형외과 영역에서 사용되는 외용제(주로 NSAID)는 피부가 아닌 근육이나 관절 등의 조직에 도달하는 것을 목표로 개발되었습니다. 피하조직으로의 약물

전달이 목적이므로 피부를 어떻게 투과하느냐가 중요합니다. 따라서 제형을 만드는 과정에 있어 피부 투과를 높일 수 있는 다양한 연구가 이루어지고 있습니다. 작용 부위가 다르기 때문에 정형외과 질환용과 피부과 질환용은 제형 설계가 크게 다르다는 점에 유의해야 합니다(그림 2-18).

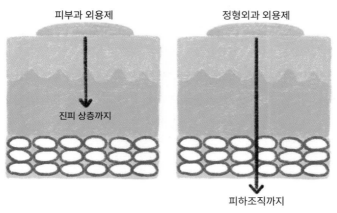

그림 2-18 피부과 외용제와 정형외과 외용제

또한 외용제는 사용 부위에 따라 흡수율에 큰 차이를 나타내는 것으로 알려져 있습니다[5]. 안면은 모낭이 많기 때문에 경부속기 경로에 따른 약물의 흡수율이 증가합니다. 반면, 발바닥은 각질층이 두꺼워 경표피 경로가 억제되는 데다 모낭이 없기 때문에 경부속기 경로를 통한 흡수가 적어 흡수율이 낮다고 알려져 있습니다. 따라서 병변 부위에 따라 사용하는 약물의 강도를 구분할 필요가 있습니다.

외용제의 흡수율

- 얼굴(모낭이 많다) → 흡수율 높음
- 발바닥(모낭이 없다) → 흡수율 낮음

2) 스테로이드의 작용

한편, 스테로이드에는 어떤 작용이 있을까요? 피부질환에 대한 스테로이드 외용제의 주된 작용은 항염증 및 혈관수축 작용입니다. 외용제로 발라 피부에 흡수된 스테로이드는 표피 내의 림프구를 비롯한 다양한 염증세포의 활성을 억제하여 항염증 효과를 발휘합니다. 또한 혈관수축 작용에 의해 진피 상층의 모세혈관 투과성을 저하시키는데 이는 또한 항염증작용을 나타내는 데 기여합니다.

즉 스테로이드 외용제는 표피의 염증에 대해 최적의 약물이라고 할 수 있습니다. 반면 진피 심층에서부터 피하조직의 염증에는 효과가 미약하다는 것을 기억하는 것이 좋습니다. 또한 스테로이드는 감염을 악화시킬 위험이 있으므로 표피의 염증이라도 감염증에는 적합하지 않습니다. 표피의 감염증은 습진과 양상이 비슷할 수 있으므로 스테로이드 외용제를 사용할 때는 주의해야 합니다.

이제 증례를 살펴보겠습니다. 지금까지의 내용을 복습하고 싶으신 분은 증례 문제를 풀어 보십시오.

증례 2-1   49세, 여성

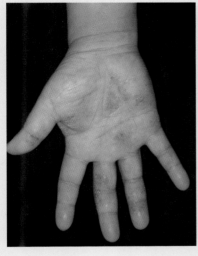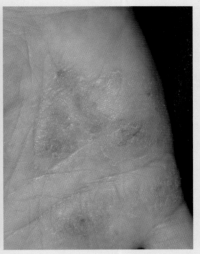

Q1 : 먼저 봐야 할 포인트는 어디인가?

Q2 : 감별진단은?

Q3 : 필요한 검사는?

Q4 : 진단은?

그럼 실제 증례를 보면서 피부과 진단을 복습해 볼까요. 사진을 보고 어떤 생각을 하나?

 손에 홍반이 있으니까 습진인가요?

 습진 외에는 어떤 질환을 감별해야 할까?

 음…….

 좀 더 순서를 정리해서 피부발진을 보는 훈련이 필요하네. 직관적인 진단만 하면 피부과 진단능력은 향상되지 않아. 우선 붉은 반점이니까 홍반이라는 것은 맞아. 다음으로 봐야 할 포인트는 무엇일까?

 아, 그렇군요. 피부표면의 변화양상에 주목하는 거였죠.

 맞아. 표면의 양상은 어떨까?

 표면에 인설이 붙어 까칠까칠합니다.

 표면이 까칠까칠하니 병변은 표피에 존재한다는 것이지. 그럼 감별진단은?

 표면 변화가 있는 홍반의 감별진단은 습진, 진균증, 악성종양입니다.

 그렇지. 먼저 빈도가 높은 질환부터 생각해 볼까?

 빈도가 높은 것은 분명 습진과 진균증입니다. 하지만 진균증처럼 보이지는 않군요.

 겉모습만으로 습진과 진균증은 감별할 수 없어. 현미경(직접도말검사하여 만든 슬라이드를 현미경으로 관찰하는 것)으로 진균증의 여부를 확인해야 해. 진균검사는 나중에 설명하지.

알겠습니다.

 참, 진균검사는 음성이었지. 그렇다면 진단은?

 습진입니다.

 분명 습진이긴 한데, 습진에도 여러 종류가 있지. 어떤 습진일 것 같나?

 손에 있으니까, 손습진인가요?

 습진에는 다양한 분류법이 있네. 하나는 부위에 따른 분류법인데, 이 경우는 손습진으로 진단내려도 충분할 것 같아. 그 외 뭔가 원인물질 여부를 확인해 둘 필요도 있어. 명확한 원인물질이 있다면, 접촉피부염이라는 진단을 내릴 수도 있지.

 습진으로 진단한 후에도 분류가 중요하군요.

 스테로이드 외용제로 치유되겠지만, 만약 무엇인가 원인이 있다면 일시적으로 개선될 뿐, 재발을 반복하면서 난치성이 될 수 있지. 습진은 가볍게 보기 쉽지만 사실 어려운 질환이야.

A1 : 피부발진 표면의 특징

A2 : 습진, 진균증, 악성종양

A3 : 진균검사(직접도말검사)

A4 : 손습진

해설동영상

스테로이드 외용제를 사용하기 전에 진균증을 감별해야 한다는 거네요. 하지만 어떻게 감별해야 하죠?

 그럼 진균증 진단법과 치료법에 대해 이야기해 보지. 그전에 진균증의 종류와 특징을 알아볼까?

3.1 피부진균증이란?

피부질환에 대해 스테로이드를 바를 때는 감염증에 주의해야 합니다. 피부감염증 중에 특히 습진과 구별하기 까다로운 것은 피부진균증입니다(그림 2-19).

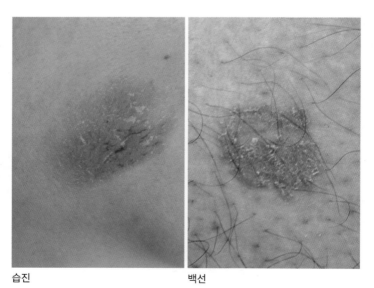

습진   백선

그림 2-19 겉모습만으로는 구별이 쉽지 않다.

진균은 피부표면에 부착한 후 각질층에 침입하여 고온 다습한 환경에서 증식합니다.

이 과정에서 표피에 염증이 발생하여 피부증상이 나타나게 됩니다. 즉 피부진균증의 피부발진은 이물질인 진균에 대한 숙주의 면역반응이라 하겠습니다(그림 2-20).

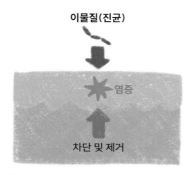

그림 2-20 백선의 병태생리

이것은 표피에 염증반응이 일어난다는 점에서는 습진의 병태생리와 같으므로 임상양상이 습진과 비슷한 것은 당연합니다. 따라서 습진으로 진단하고 스테로이드를 바르고자 할 경우 반드시 피부진균증을 배제해야 합니다.

피부에 감염하는 진균에는 백선균, 칸디다, 말라세지아 등이 있지만, 임상에서 마주치는 것은 대부분 백선균입니다(그림 2-21)[6].

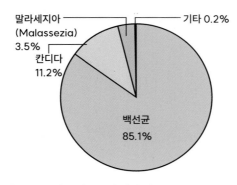

그림 2-21 임상에서 흔히 보는 피부 진균증의 원인 진균

여기에서는 주로 피부의 백선균 감염증(백선)에 대해 설명하겠습니다. 백선은 피부의 어느 곳에서든 발생할 수 있으며 발병부위에 따라 병명을 붙입니다(표 2-5).

손	손백선(수부백선: tinea manus)
발	발백선(발백선: tinea pedis)
손발톱	손발톱백선(조갑백선: tinea unguium)
두부	머리백선(두부백선: tinea capitis)
신체	몸백선(체부백선: tinea corporis)
사타구니	완선(고부백선: tinea cruris)

발백선의 빈도가 57%로 가장 높으며, 이어서 손발톱백선 28%, 몸백선 7%, 완선 6% 순서입니다[7]. 백선균은 고온다습한 환경을 선호합니다. 발에 백선이 생기기 쉬운 원인은 양말이나 신발을 신고 있어서 습도가 높기 때문입니다[7].

이 중에서 특히 습진과의 감별이 필요한 것은 몸백선과 완선입니다. 털이 나는 피부[5]에 발생한 백선의 피부발진은 대개 고리모양으로 커지는 양상을 보입니다. 또 중심치유 경향(central clearing[6])을 보이며, 고리 주변부에만 인설이 부착됩니다(그림 2-22). 이러한 특징적인 임상양상으로 어느 정도 진단이 가능합니다. 그러나 병변부에서 진균의 존재를 증명하지 않는 한, 확진을 내릴 수 없다는 점에 유의해야 합니다.

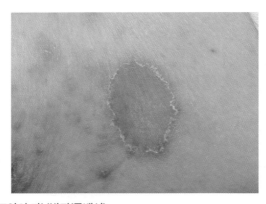

그림 2-22 고리모양의 피부발진(몸백선)

---

5 역자주: 손발바닥과 같이 털이 나지 않는 부위에 대비하여 쓰는 피부과 용어로 glabrous skin이라고 한다.
6 역자주: 몸백선의 경우 병변이 커지면서 원래 있는 가운데 부분은 정상피부와 비슷해지는데 이를 중심치유 경향이라 하고, 이 결과 몸백선은 고리모양을 띠며 백선균 감염에 따른 면역반응이 일어나는 주변부와 상대적으로 염증반응이 약한 중심부를 갖는다. 우리나라에서는 '도장부스럼', 외국에서는 'ringworm'이라 부르는 것도 이런 형태학적 특징에 기초한 것이다.

또한 백선에 스테로이드 외용제를 잘못쓰게 되면, 염증이 억제되어 비전형적 임상양상을 띠게 됩니다. 이러한 백선을 이형백선(異型白癬)[7]이라고 합니다. 잘 낫지 않는 난치성 증례에서는 임상양상에 구애받지 않고 진균검사를 실시하는 것이 중요합니다.

진균의 유무를 확인하는 방법에는, 직접도말검사와 진균 배양이 있습니다.

[진균을 증명하기 위한 검사]
- 직접도말검사(direct smear)
- 진균 배양

2주 이상 소요되는 배양검사 대신, 임상현장에서는 쉽게 진단을 할 수 있는 직접도말검사가 이용됩니다(그림 2-23).

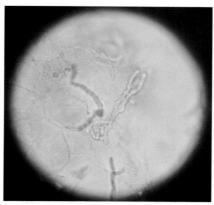

그림 2-23 백선의 진균도말검사의 현미경 소견

백선을 놓친 괴로운 경험을 겪은 피부과 의사가 적지 않을 것으로 생각합니다. 저도 젊었을 때는 열심히 직접도말검사를 하고 현미경으로 살펴보았습니다. 그런데 진료에 익숙해지면서 임상증상으로 백선증은 배제할 수 있다는 자만심에 검사를 게을리 하게 되었습니다.

---

7 역자주: 백선의 전형적인 양상에서 벗어나 백선을 의미. 국내에서는 이 용어보다는 스테로이드 사용에 의해 백선의 임상양상이 숨는다는 의미에서 잠행백선(暫行白癬, tinea incognito)이라는 표현을 더 많이 사용한다.

또 초진 환자에서는 놓치는 경우가 적지만, 정기적으로 내원하는 환자에서는 방심하는 경우가 종종 있습니다. 처음에는 습진이었던 것이 어느 사이엔가 백선이 함께 있는 경우가 있습니다. 제가 스테로이드 외용제를 처방했던 환자에게 나중에 발생하였던 백선을 다른 의사가 진찰하다가 우연히 진단한 적도 있었습니다.

그런 일이 없도록 습진을 진단할 때는 진균도말검사를 적극적으로 실시하여 피부진균증을 놓치는 일이 없도록 해야 합니다. 피부과 진료에서 진균검사가 필수적이라는 것을 이해하셨으리라 생각합니다. 표면이 까칠까칠한 홍반을 진단하기 위한 첫 단계는 직접도말검사입니다. 검사를 통해 피부진균증이 배제되어야 비로소 스테로이드 외용요법을 시작할 수 있습니다(그림 2-24).

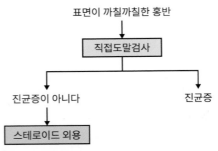

그림 2-24 먼저 직접도말검사로 진균증을 감별해야 한다.

반면 진균증으로 진단된 경우에는 바르는 항진균제가 치료의 첫 번째 선택이 됩니다. 몸백선은 대부분 발백선이나 손발톱백선을 동반합니다. 몸백선으로 진단했을 때는 반드시 발을 진찰하도록 합니다. 발 치료를 하지 않으면 몸백선을 반복하게 될 수도 있습니다.

3.2	**직접도말검사하는 방법**

직접도말검사하는 방법을 설명합니다.

준비물

- 현미경
- 수산화칼륨(KOH)용액(시판되는 줌®[제조: 니프로주식회사, 판매:히사미츠제약(久光製 薬)주식회사]을 사용해도 좋음)
- 슬라이드 글라스
- 커버 글라스
- 15번 블레이드
- 알코올 램프
- 애디슨 핀셋

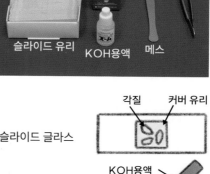

순서

(1) 병소부위의 각질층을 15번 블레이드로 긁어 슬라이드 글라스 에 올린다.

(2) 커버 글라스를 씌운다.

(3) 슬라이드 글라스와 커버 글라스 사이에 KOH 용액을 침투시 킨다.

(4) 부드럽게 가열하여 각질층을 용해시킨다.

(5) 현미경으로 관찰한다.

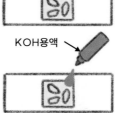

　　검사에서 중요한 것은, ① 어느 부위에서 채취하면 균을 쉽게 찾을 수 있는지, ② 균과 균이 아닌 것을 정확하게 구분할 수 있을 지입니다.

　　우선 검체로 적합한 것은 당연히 균이 많은 피부입니다. 피부발진 중심부에는 균 이 없기 때문에(∵중심치유 경향) 검사해도 양성 소견을 얻기 어렵습니다. 주변부의 인설을 채취하는 것이 포인트입니다(그림 2-25).

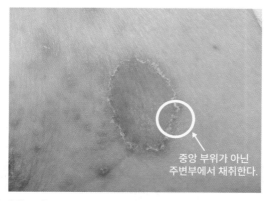

그림 2-25 검체 채취 부위

판독과정에서 티끌이나 섬유 등을 진균으로 착각할 수 있습니다. 진균은 분지하면서 비교적 곧게 뻗어 나갑니다. 약간 녹색이 도는 광택이 있는 사상(실모양) 구조물로, 중간중간 잘록하게 보이는 부분이 있을 수는 있지만 굵기는 균일하고 경계가 선명합니다. 경계가 선명하지 않거나 굵기가 일정하지 않은 것, 그리고 중간에 꼬이는 양상을 보이는 것은 진균이 아닙니다(그림 2-26).

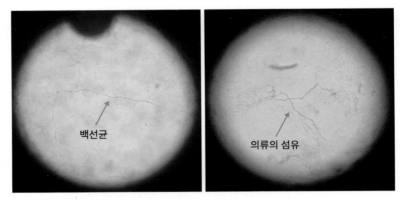

그림 2-26 백선균과 혼동하여 헷갈리기 쉬운 섬유

제가 피부과 의사가 되어 처음 배운 수기가 바로 직접도말검사였습니다. 특별히 어려운 검사는 아니지만 판정에는 숙련이 필요합니다. 진균이 발견되었을 때는 다행이지만, 발견되지 않을 때는 놓치고 있는 것은 아닌지 망설이게 됩니다. 진균이 없다는 것을 증명하는 것은 진균이 있다는 것을 증명하는 것보다 훨씬 어렵습니다. 소위 비존재 증명(=부재의 증명)[8]이라는 것입니다. 자신있게 「검사는 음성」이라고 말할 수 있게 되려면 시간이 걸립니다. 독학만으로 배우는 것은 어렵기 때문에 피부과 의사가 아닌 분들은 피부과 의사로부터 강의를 받는 것이 좋을 수 있습니다.

---

8 역자주: 있다는 것을 보여주기 위해서는 단 하나의 사례만으로 충분하지만, 반대로 없다는 것을 보여주는 것은 모든 사례를 다 보여줘야 하기 때문에 상당히 힘들고 현실적으로 불가능한 경우도 많다. 중세 유럽에서 소위 악마의 증명(probatio diabolica)이라 하는 것과도 일맥상통한다. 즉 악마를 못 보았고 해서 그것이 곧 악마가 없음을 증명한다고 할 수 없는 것처럼, 진균검사에서 진균이 보이지 않는다고 해서 진균이 진짜 없다고 주장하기는 쉽지 않다.

진균검사를 할 수 없을 때는 어떻게 할까?

진균검사가 필수라고 했지만, 피부과 전문의가 없는 병원에 근무하고 있다면 아무래도 검사를 할 수 없는 경우가 있습니다. 그럴 때는 어떻게 해야 할까요? 진균검사를 할 수 없는 경우의 대처 방법도 알려 드리겠습니다.

백선균일 것 같은 생각이 든다면 항진균제를 처방하고 효과가 그다지 없다면 약한 스테로이드로 바꿔 처방하고, 「악화될 것 같으면 즉시 피부과에 가십시오」 -아마 이렇게 대응하는 사람들도 있을 것입니다.

내과에서는 감염증인지 알레르기인지 무엇인지 알 수 없을 때는, 감염증 치료를 우선하는 것이 정석이라고 생각합니다. 그러나 피부 진균증에서는 이런 일반적인 원칙이 적용되지 않을 수 있으므로 주의가 필요합니다.

피부발진이 습진인지 백선균인지 알 수 없을 때 치료제는 스테로이드나 항진균제 중 하나를 선택해야 합니다.

1) 항진균제를 선택한 경우

먼저 항진균제를 선택한 경우를 생각해 보겠습니다(그림 2-27).

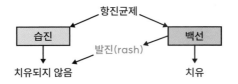

그림 2-27 항진균제를 선택한 경우

피부발진이 습진인 경우, 피부발진은 당연히 치유되지 않습니다. 반면 백선균인 경우에는 치유됩니다. 그런데 백선이라도 치유되지 않는 것처럼 보이는 경우가 있습니다. 항진균제가 간혹 접촉피부염을 일으킬 수 있기 때문입니다. 그림 2-28은 완선에 항진균제를 사용한 뒤 접촉피부염이 발생한 증례입니다.

즉, 진단적 치료(therapeutic trial)로 항진균제를 사용하여 치료되지 않았다 하더라도 습진인지 백선인지 판단이 어려운 경우가 있다는 것입니다.

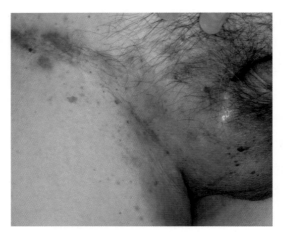

그림 2-28 항진균제에 의한 접촉피부염

2) 스테로이드를 선택한 경우

다음으로는 치료제로 스테로이드를 선택해 보겠습니다(그림 2-29).

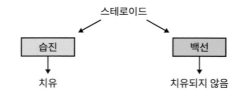

그림 2-29 스테로이드를 선택한 경우

피부발진이 습진이었을 경우는 치유됩니다. 반면 백선이었을 경우는 치유되지 않습니다. 이 경우에는 스테로이드로 진단적 치료를 해보는 것이 의미가 있을 것으로 생각됩니다.

이 경우 자주 받는 질문이 「감염증에 스테로이드제를 발라도 괜찮을까요?」라는 것입니다. 백선균은 병원성이 낮고 국소 감염이기 때문에, 단기간의 스테로이드 외용요법을 했다고 해서 치명적인 전신감염증으로 진행될 가능성은 낮습니다. 또한 앞서 말씀드렸지만, 진균증의 피부 증상은 이물질에 대한 면역작용에 의한 것이므로, 스테로이드로 염증이 진정되어 증상이 일시적으로 개선되는 경우도 있습니다. 다만 진균 자체의 증식은 억제되지 않기 때문에 일정 기간이 지난 후에는 다시 악화되므로 스테로이드의 진단적 치료는 1~2주 정도로 제한하는 것이 바람직합니다.

그러므로 피부발진이 습진인지 백선인지 알 수 없을 때는 치료제로 스테로이드를 선택하십시오. 진균의 유무를 확인하지 않은 채 항진균제를 사용하는 것은 좋지 않을 것 같습니다.

또한 항진균제를 진단적 치료법으로서 사용하는 것이 바람직하지 않은 이유가 하나 더 있습니다. 일단 항진균제를 사용하게 되면 이후 진균 숫자가 크게 줄어 진균감염이 맞더라도 검사를 통해 진균을 찾아내기 어려워져 바른 진단을 내리기 힘들어지기 때문입니다. 내과의사로부터 「항진균제를 발랐는데 치료되지 않았다」라며 의뢰를 받는 경우가 있습니다. 이 경우 습진이라 치료되지 않는 것인지, 진균증인데 치료 도중 접촉피부염이 생겨 치료되지 않은 것처럼 보이는 것인지 구별하기 어렵습니다. 게다가 항진균제를 발랐기 때문에 검사를 하더라도 진균을 검출할 수 없어서 정확한 진단을 내리기도 쉽지 않아 치료방향을 정하기가 어렵습니다(그림 2-30).

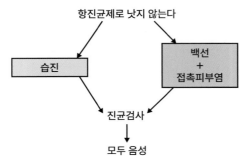

그림 2-30 항진균제 사용 후에는 진균을 검출하기 힘들고, 진균검사를 통해 바른 진단을 내리기 힘들게 된다.

그러므로 애매할 때는 백선을 의심하여 항진균제를 처방할 것이 아니라, 습진을 의심하여 스테로이드 외용제를 처방하는 것이 좋겠습니다. 습진이었을 경우에는 치유되고, 백선이었을 경우에도 낫지 않더라도 그후 진균검사가 가능한 의료기관에서 진료를 받는다면 문제없이 진균감염을 확진받고 제대로 치료받을 수 있기 때문입니다.

이제 증례를 살펴보겠습니다. 지금까지의 내용을 복습하고 싶으신 분은 증례 문제를 풀어 보십시오.

증례 2-2 79세, 남성

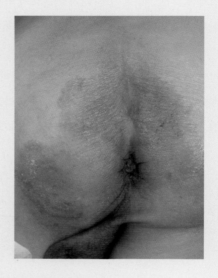

Q1 : 먼저 봐야 할 포인트는 어디인가?

Q2 : 감별진단은?

Q3 : 필요한 검사는?

Q4 : 진단은?

이 둔부의 피부발진에 대해 생각해 볼까. 먼저 봐야 할 포인트는 어디일까?

  홍반이니까 <u>피부표면의 변화양상에 주목</u>합니다.

  그렇군. 피부표면의 양상은 어떨까?

  까칠까칠한 것을 보니 표피에 병변이 있는 것 같습니다. 감별진단 중 가장 빈도가 높은 것은 습진과 진균증이었습니다.

  피부발진을 보는 안목이 상당히 높아진 것 같군. 우선 빈도가 높은 질환부터 고려하지. 빈도가 낮은 악성종양은 처음에는 생각하지 않아도 괜찮아. 그럼 다음에 할 검사는?

  <u>진균검사</u>입니다.

  이 증례는 진균검사가 양성이어서 몸백선으로 진단되었네. 백선은 부위에 따라 붙여진 이름이야. 발이면 발백선, 머리라면 머리백선, 이런 식이지. 이 경우는 몸통이기 때문에 몸백선이군. 항진균제를 발라 치료했는데, 치료 시 주의해야 할 점이 무엇일까?

  저…그러니까….

  항진균제는 접촉피부염을 일으킬 수 있으므로 주의해야 해. 잘 낫지 않는 것 같으면 내원하도록 안내하는 게 좋아. 부지런한 환자의 경우, 접촉피부염이 생겨도 계속 외용제를 바르는 경우가 있지. 하지만 너무 강하게 말하면 무서워서 바르지 않을 수도 있으니까 어떻게 얘기하는 것이 최선인지는 애매한 부분이긴 하지만.

  설명에도 주의를 기울이시군요.

  그렇지. 피부과 진료에서는 이렇게 교과서에 나와 있지 않은 중요한 포인트도 많아. 자, 그 외 몸백선에서 주의해야 할 것은 무엇일까?

  으음….

몸백선 환자는 발무좀을 같이 갖고있는 경우가 꽤 있으므로 발무좀의 여부도 확인해 둘 필요가 있지.

 아, 맞아요. 발무좀을 치료해 두지 않으면 몸백선의 재발 가능성이 있다고 하셨습니다.

 주의할 점은 그 정도일 것 같군, 그런데 이 피부발진을 잘 살펴보면 홍반이 고리모양으로 보이는 부분이 있네(그림 1).

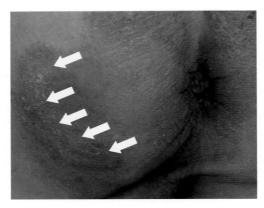

그림 1

 말씀을 듣고 보니까….

 이렇게 중심부는 치유되어 고리모양을 이루는 것이 몸백선의 특징이야.

 그러면 진균검사를 하지 않아도 알 수 있는 건가요?

 어디까지나 참고할 정도라고 봐야 해, 진균검사를 하지 않고는 진단할 수 없어. 그 부분에 대해서는 다음 증례로 설명해 볼까.

A1 : 피부발진 표면의 특징

A2 : 습진, 진균증, 악성종양

A3 : 진균검사(직접도말검사)

A4 : 몸백선

해설동영상

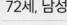 **72세, 남성**

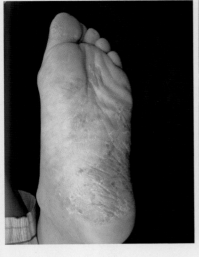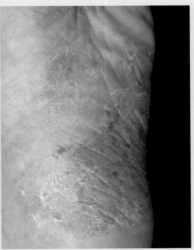

Q1 : 먼저 살펴봐야 할 포인트는 어디일까?

Q2 : 감별진단은?

Q3 : 필요한 검사는?

Q4 : 진단은?

해답&해설

 다음 증례로 가 보자.

 이 증례는 발바닥 홍반이고, 무좀 같네요.

 이 피부발진을 보면, 대부분의 사람들이 발무좀으로 생각할거야. 하지만 체계적으로 진단해 가는 것이 중요하지. 직관적으로 진단해서는 피부과 진단 능력이 향상되지 않을 테니까.

알겠습니다. 피부표면의 변화양상을 보니 까칠까칠하군요. 우선 습진과 진균증을 감별하려면 진균검사가 필요합니다.

 맞아. 이 증례에서 진균검사를 한 결과, 정말 음성이었어. 임상양상을 통해 균열성습진(龜裂性湿疹)[9]으로 진단했지.

 엇, 발무좀이 아닌가요?

 얘기를 들어보니 피부 각질을 잡아뜯거나 거칠거칠한 것으로 문지르는 등, 만성적인 자극이 있었다는 것 같아. 자극을 가급적 피하는 방향으로 생활습관을 고치도록 권하고 스테로이드를 발랐더니 나았지.

 항진균제를 처방해 버릴 뻔 했네요.

 언뜻 보면 백선처럼 보이지만, 진균검사가 필요한 이유는 이런 증례가 있기 때문이지. 그런데 이 증례에 항진균제를 발랐다면 어떻게 되었을 것 같나?

 악화될까요?

 응. 습진에 항진균제를 발라 증상이 악화되는 경우가 많아. 하지만 「일단 항진균제를 써 보고 악화된다면 습진 치료로 전환하면 되지 않을까」라고 생각하는 사람도 있을 거야.

 진단적 치료(therapeutic trial)라는 것이군요. 항진균제로 낫는다면 백선, 낫지 않으면 습진이라는.

 그런데 항진균제를 이용한 진단적 치료에는 큰 문제가 있지.

 무엇입니까?

 증례 2-2에서 항진균제는 접촉피부염을 일으킬 수 있다고 설명했잖아?

 네.

---

9 역자주: 피부가 갈라지는 균열과 동반되는 습진. 피부가 두꺼운 발바닥과 같은 피부는 건조해지면 갈라지기 쉽다. 손과 발처럼 피부가 두꺼운 곳에 습진이 생기면, 피부가 손상되면서 수분손실이 발생하여 균열이 쉽게 생겨, '균열성습진'이라는 용어가 생긴 것으로 생각된다. 다만 우리나라에서는 거의 사용되지 않는 용어이고, 우리나라에서는 그냥 발습진이라 진단했을 것으로 생각된다.

즉 백선에 항진균제를 발라도 접촉피부염을 일으켜 증세가 악화될 수가 있다는 거야.

 아, 「항진균제가 듣지 않으면 습진」이라고 할 수는 없는 것이네요.

 피부과 의사가 골머리를 썩이는 게, 다른 과에서 「항진균제를 발랐더니 더 악화되었습니다」라는 말이야. 원래 습진이었는지 아니면 백선 치료 도중 발생한 접촉피부염이었는지 판단하기 어려워져.

 진균검사를 하면 되지 않을까요?

 항진균제를 바른 후에는 검사의 양성률이 떨어지기 때문에, 이런 상황에서의 진균검사는 별 도움이 되지 않아.

 아, 그렇군요. 주의해야겠네요.

 만약 진균검사를 할 수 없는 상황이라면, 항진균제보다 스테로이드를 사용하는 편이 더 좋을 것 같아.

 근데 실수로 진균증에 스테로이드를 발라도 괜찮을까요?

 진균증에 스테로이드를 사용하면 진균이 증식해 버리지. 하지만 단기간이라면 치명적이지는 않아. 또 진균증의 증상은 진균에 의한 피부염 부분도 있기 때문에 스테로이드를 바르면 일시적인 개선 효과도 있네.

 알겠습니다. 기억해 두겠습니다.

 하지만 스테로이드를 사용할 경우에는 제대로 치유되고 있는지 철저히 확인해야 하네.

A1 : 피부발진 표면의 양상

A2 : 습진, 진균증, 악성종양

A3 : 진균 검사(직접도말검사)

A4 : 균열성습진

해설동영상

다음은 악성종양에 대해 알아볼까.

 악성종양이라 하면 종양, 즉 덩어리(tumor)의 이미지가 있는데 습진과의 감별이 필요한가요?

 자네 말처럼 「종양=덩어리」라는 이미지가 강한 것 같아. 하지만 덩어리를 형성하지 않는 피부 악성종양이 있다는 걸 알아둘 필요가 있지. 습진과 유사한 표피내암(= 제자리암, carcinoma in situ)에 대해 공부해 볼까?

4.1 습진과 유사한 표피내암

피부 악성종양이라고 하면 어떤 모습을 상상하시나요? 아마 그림 2-31과 같은 양상의 피부상태를 떠올리는 사람이 많지 않을까 생각합니다.

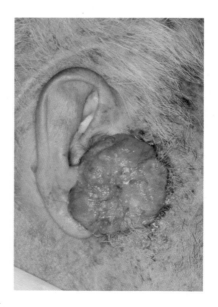

그림 2-31 편평세포암

피부 악성종양의 대부분은 덩어리 모양의 종양을 형성합니다. 그런데 그렇지 않는 악성종양이 존재한다는 것에 주의해야 합니다. 그 대표적인 것이 표피내암(상피내암)으로, 병리조직학적으로는 이형성 세포(dysplastic cell)를 가지지만, 종양세포가 표피내(상피내)에 머무르고 있는 상태입니다.

악성화된 표피세포는 분화에 장애가 있어 표피 상층부에 도달하더라도 핵이 사라지지 않고 불완전한 각질층을 형성합니다(그림 2-32).

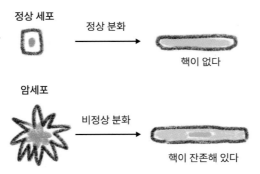

정상 세포 　 정상 분화 　 핵이 없다

암세포 　 비정상 분화 　 핵이 잔존해 있다

그림 2-32 악성화된 표피세포의 불완전한 각질층 형성

따라서 인설이 만들어지고 습진과 구별하기 어려울 수 있습니다(그림 2-33). 이것들을 정확하게 감별하기 위해서는 피부 조직검사가 필요합니다.

표피내암을 장기간 방치하거나 막연히 습진으로 치료하다 보면 침윤암(invasive carcinoma)으로 진행되어 덩어리 모양의 종양을 형성합니다. 그리고 더욱 진행되면 국소 림프절전이, 원격전이의 합병증을 초래하게 됩니다. 피부의 표피내암에는 광선각화증, 보웬병, 유방외파젯병 등이 있습니다. 또한 피부 T세포 림프종의 일종인 균상식육종도 질병 초기에는 덩어리를 형성하지 않고 반상(斑狀)병변[10]을 보입니다. 이들 악성종양은 종양 덩어리를 형성하지 않는 질병 초기에는 정확하게 진단하기 어렵습니다. 따라서 이러한 질환이 있다는 사실을 알고 있는 것이 중요합니다.

10 역자주: 반(斑, macule)이란 피부가 솟아오르지 않아 평평한 1cm 미만의 피부원발진을 일컫는 용어이다. 반상이라고 하면 반과 같은 모양이라는 뜻으로, 균상식육종의 초기단계에는 피부가 융기되지 않는 반모양의 피부병변이 생긴다.

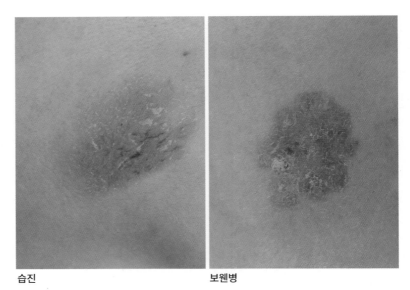

습진   보웬병

그림 2-33 겉모습만 보면, 습진과 구별되지 않는 피부암

4.2   광선각화증과 보웬병

먼저 대표적인 표피내암인 광선각화증과 보웬병에 대해 설명하겠습니다. 광선각화증과 보웬병은 모두 표피세포가 악성화된 표피내암[11]입니다.

진행하면 편평세포암이 되므로, 표피내 편평세포암(squamous cell carcinoma in situ)이라고도 합니다. 광선각화증은 장기간의 자외선 노출로 유발되기 때문에 고령자의 노출 부위(광선노출부위), 특히 얼굴에 호발합니다. 최근 인구의 고령화와 함께 환자 수가 증가하고 있는 질환입니다.

한편, 보웬병은 일부에서는 인간유두종 바이러스(human papillomavirus)와 관련이 있는 것으로 알려져 있지만 대부분 병인은 불분명하며, 대부분 몸통이나 팔다리의 비노출 부위에 발생합니다. 두 질환 모두 습진과 매우 유사한 양상의 피부병변을 보이므로 습진과의 감별이 중요합니다.

---

11 역자주: 원서의 표현을 따라 표피내암으로 번역했으나, 국내에서는 보웬병만을 표피내암으로 인정한다. 산정특례제도, 실비보험에서의 보상문제 등이 얽혀 있기 때문에 국내에서 피부과진료를 할 때는 광선각화증을 표피내암이라 하면 안 된다.

특히 고령자의 얼굴은 건조하거나 피지 등의 자극으로 습진이 쉽게 발생되어 혼동되기 때문에 더더욱 주의가 필요합니다(그림 2-34).

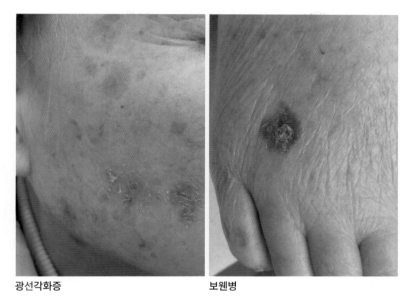

광선각화증   보웬병

그림 2-34 광선각화증과 보웬병

광선각화증이나 보웬병이 편평세포암으로 진행되는 과정은 자궁경부의 이형성증이 자궁경부암으로 진행되는 과정을 떠올리면 이해하기 쉽습니다(그림 2-35).

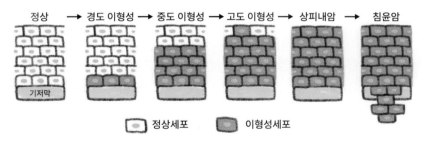

정상 → 경도 이형성 → 중도 이형성 → 고도 이형성 → 상피내암 → 침윤암

기저막

정상세포   이형성세포

그림 2-35 자궁경부암의 진행과정

자궁경부의 CIN (cervical intraepithelial neoplasia)과 마찬가지로 광선각화증을 KIN (keratinocytic intraepidermal neoplasia)라고 부르자는 의견도 있습니다[8]. Cockrell은

광선각화증과 보웬병을 표피내 편평세포암에 이르는 연속선상에 위치하는 중간 과정으로 봤습니다. KIN1(이형성세포가 표피의 아래쪽 1/3에 국한됨), KIN2(이형성세포가 표피의 아래쪽 2/3에 국한됨), KIN3(이형성세포가 표피 전층에서 확인됨)으로 나누어, KIN2까지가 기존의 광선각화증에 해당하고, KIN3은 상피내암, 보웬병에 해당하는 것으로 봅니다. 더 나아가 기저막을 넘어서 진행한 경우에는 편평세포암이 됩니다(그림 2-36). 이와 같이 표피내암을 자궁경부암과 비교해 보면 직관적으로 이해하기 쉬울 것입니다.

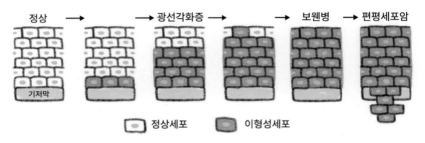

그림 2-36 편평세포암의 진행과정

광선각화증과 보웬병을 명확히 구분해야 한다는 생각도 있습니다[12]. 그러나 양자 모두 표피내 편평세포암의 조기병변이며 치료법도 비슷하기 때문에 임상현장에서는 감별이 큰 문제가 되는 경우는 없습니다. 이 책에서는 연속선상에 위치하는 병변이라는 관점에서 설명하였습니다.

4.3 **유방외파젯병**(extramammary Paget disease, EMPD)

유방외파젯병 환자를 볼 가능성은 낮지만, 그래도 간략히 설명하겠습니다. 유방외파젯병은 아포크린 땀샘 분화를 보이는 표피내암으로, 외음부나 항문 주위에 발생합니다. 진행하면 진피로 침윤하고 전이를 일으키기도 합니다. 비교적 경계가 불

---

12 역자주: 개인적으로는 이 견해가 광선각화증과 보웬병을 연속선상으로 보는 것보다 타당하다고 생각합니다.

분명한 불규칙한 모양의 홍반처럼 보이는 경우가 많고 인설이나 가피, 미란을 동반합니다(그림 2-37).

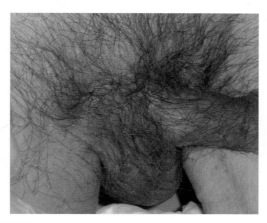

그림 2-37 유방외파젯병

가려움증을 동반할 수 있기 때문에 습진으로 오진되어 치료받는 경우가 많다는 것이 문제입니다. 더구나 피부진균증을 합병하고 있는 경우도 있어서, 직접도말검사로 진균을 검출하였다 하더라도 유방외파젯병이 없다고 완전히 배제할 수는 없습니다. 잘 낫지 않는 외음부의 홍반을 발견했을 때는 반드시 이 질환을 염두에 두어야 합니다.

이러한 표피내암과 습진의 미묘한 차이를 찾아내서 진단하는 것이 피부과의사의 중요한 역할이지만, 언제나 자신있게 감별할 수 있는 것은 아닙니다. 따라서 습진과 구분하기 어려운 악성종양이 있다는 것을 꼭 알아두셨으면 합니다.

4.4 악성종양의 진단 플로우차트

표피내암을 확진하기 위해서는 조직검사가 필요합니다. 그렇다고 습진이 의심되는 병변을 볼 때마다 항상 조직검사를 시행할 수도 없습니다. 그렇다면 표피내암을 어떻게 다루어야 할까요?

여기서 중요한 것은 제2부 1.2 「감별진단의 우선순위」(→21p)에서 설명한 바와 같이 감별진단에 우선순위를 정하는 것입니다.

먼저 빈도가 높은 진균증과 습진을 떠올리고, 진균검사를 통해 진균증을 확실하게 배제하는 것이 필요합니다. 그리고 진균증을 제외한 후에는 빈도로 미뤄 볼 때 일단 습진치료를 시행하는 것이 좋습니다. 그래도 좋아지지 않는 경우 악성종양을 고려하여 조직검사를 고려하는 흐름으로 진행합니다.

그렇다면 얼마 동안 스테로이드를 발라야 할까요? 저는 2주를 기준으로 삼고 있습니다. 아토피피부염 연구에서는 습진의 피부병변은 최대 2주 정도의 스테로이드 사용으로 정상화되는 것으로 나타났습니다[9]. 이 데이터에 따라 습진병변은 2주 이내에 개선되는 경우가 많다고 생각되며, 2주 이상 치유되지 않는 경우에는 습진 이외의 다른 질환과의 감별이 필요합니다(그림 2-38).

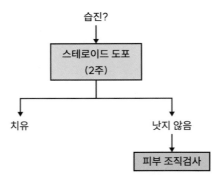

그림 2-38 스테로이드 도포로 낫지 않으면 피부 조직검사

5 습진이 낫지 않을 때 생각해 보아야 할 것

 먼저 습진으로 치료해 보고, 낫지 않으면 악성종양을 의심하는군요.

 맞아. 하지만 습진이 치료되지 않는 이유는 진단이 잘못되었을 경우뿐만이 아니네, 여기에 피부과 특유의 어려움이 있네.

 피부과 특유라면…?

 외용제로 치료할 때 발생하는 문제를 의미하지. 이것을 알지 못하면 피부과 진료는 제대로 진행되질 않아.

5.1 스테로이드를 발라도 습진이 치료되지 않는 이유

스테로이드를 2주 이상 발라도 습진이 치료되지 않을 때는 악성종양 가능성을 고려하라고 했습니다. 하지만 실제 진료를 하다 보면 다른 경우도 있다는 것을 알게 됩니다. 여기서는 조직검사를 하기 전에 생각해야 할 것을 알려드립니다.

스테로이드를 발라도 습진이 낫지 않는 경우 진단이 잘못된 것 외에 두 가지 이유가 있습니다[10].

> **스테로이드를 발라도 습진이 치료되지 않는 이유**
> ① 진단이 잘못되었다.
> ② 원인이 제거되지 않았다.
> ③ 도포 방법이 잘못되었다.

①에 대해서는 이전 항에서 설명하였습니다. 또한 진균도말검사는 15%의 위음성이 발생한다는 데이터가 있어, 악성종양 외에도 진균증을 놓치고 있을 가능성이 있습니다[11]. 경우에 따라서는 진균검사를 다시 해야 할 수도 있을 것입니다(그림 2-39).

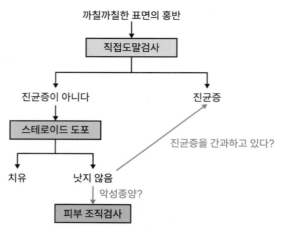

그림 2-39 스테로이드를 발라도 습진이 치료되지 않는 경우

　②는 접촉피부염입니다. 스테로이드를 발라 일단은 치유되지만, 원인물질과의 접촉으로 인해 다시 피부발진이 발생하여 치유되지 않습니다. 난치성 습진은 무엇인가 원인이 감춰져 있을 수 있으므로 자세한 병력청취가 중요합니다.

　그리고 습진치료의 맹점은 ③입니다. 임상현장에서는 이런 경우가 가장 많을 것으로 생각됩니다.

　「습진에 대해 스테로이드 연고를 처방받았지만 치유되지 않았다」며 전원되어 오는 환자가 있습니다. 그곳에서 사용한 연고의 개수를 물으면 「아직 한 개도 다 사용하지 않았다」고 대답하는 경우가 있습니다. 그럴 때는 하루에 두 번 다소 끈적거릴 만큼 바르도록 강조해서 얘기하면 대개 일주일 만에 치유됩니다.

　외용제는 적정량을 적절한 기간 동안 사용해야 효과가 있습니다. 당연한 것처럼 보이지만, 의외로 그렇지 못한 경우가 많은 것 같습니다. 외용제 사용법에는 세 가지 요령이 있습니다.

외용제의 올바른 사용법
① 적정량을 도포한다.
② 적정 기간 도포한다.
③ 적당한 강도의 약을 도포한다.

먼저, 환자에게 ① 적절한 외용량을 설명하는 도구로 유용한 것이 FTU (finger tip unit)라는 개념입니다. 구체적으로는 검지 끝에서 첫째 마디까지 튜브에서 짜낸 양(약 0.5 g)이, 성인의 양 손바닥 정도의 넓이(성인의 체표면적의 약 2%)를 바를 적정량으로 간주되고 있습니다(그림 2-40).

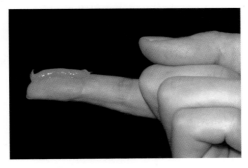

그림 2-40 FTU (finger tip unit)

1 FTU의 양은 튜브 입구의 크기에 따라 다르므로 FTU에 부정적인 의견도 있지만, 이 설명은 환자가 이해하기 쉬워 바르는 약 사용법 안내를 위한 편리한 도구로 활용됩니다.

외용량 외에도 또 하나 중요한 요소가 ② 외용 기간입니다. 「언제까지 바르는가?」, 「중지할 때는 언제인가?」를 명확하게 전달해야 합니다.

아토피피부염 환자를 대상으로 한 연구의 결과, 염증이 가라앉아 얼핏 정상적으로 보이는 피부에도 여전히 염증세포가 잔존하고 있으며, 그 상태에서 약 바르기를 중단하면 단기간에 피부발진이 재발할 수 있다는 점이 보고된 바 있습니다[12].

실제로 붉은 기나 가려움증은 비교적 빨리 좋아지지만, 피부가 두꺼워져 뻣뻣한 느낌은 여전히 남아 있는(엄지와 검지 손가락 사이로 집어보면 단단한 느낌으로 잡힌다)경우가 많습니다. 이 단단한 느낌은 염증이 아직 남아 있음을 나타냅니다. 붉은 기나 가려움증이 사라져도 단단함이 풀릴 때까지 며칠 동안 더 바르는 것이 좋습니다.

「호전되면 바르는 것을 중단하십시오」라고 환자에게 지시하는 의사도 있지만, 그렇게 지시한다고 해서, 호전되었다는 것이 무엇인지에 대한 분명한 설명 없이는 환자가 적절한 기간 동안 약을 바른다는 것은 보장되지 않습니다. 급성습진 병변이라면 1~2주 내에 다 나을 가능성이 크고, 그렇다면 환자는 가려움증이 사라지는 단계 정도에서 약을 중단하게 될 것입니다.

당연한 이야기이지만, ③ 적절한 강도의 외용제를 사용해야 합니다. 일반적으로 스테로이드 외용제 효과의 강도(potency)와 국소 부작용이 생기는 비율은 상관관계가 있습니다. 따라서 지나치게 부작용을 우려하여 부적절한 강도[13]의 스테로이드 외용제가 사용되는 경우를 가끔 볼 수 있습니다. 그러나 충분치 않은 강도의 스테로이드제를 사용하면 피부발진이 완쾌되지 않아 오히려 약을 장기간 사용하게 되므로 오히려 부작용의 위험도가 커질 것으로 예상됩니다. 염증을 억제할 수 있는 충분한 강도의 스테로이드를 선택하는 것이 중요합니다.

교과서에서 습진 치료법을 찾아보면 「스테로이드제를 바른다」라고만 쓰여 있습니다. 그런데 외용 요법이란, 외용제를 처방하는 것뿐만 아니라 올바른 사용방법을 함께 알려줘야 효과를 발휘하는 치료법입니다. 습진이 낫지 않을 때는 먼저 바르는 약을 제대로 쓰고 있는지 확인하고, 필요하다면 바르는 방법에 대한 환자교육을 해야 합니다(그림 2-41). 올바르게 바르는 방법을 교육하는 것에 대한 세부적인 사항을 알고 싶은 분은 칼럼(「Adherence(처방준수)와 바르는 방법에 대한 환자교육 고민」-71p)도 참조하십시오.

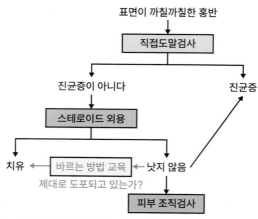

그림 2-41 외용제는 올바르게 사용해야 한다.

---

13 역자주: 즉 피부병변을 치료하기에 적합한 강도보다 훨씬 약하다는 의미에서 부적절한 강도이다.

5.2   증례

그럼 증례를 제시합니다. 지금까지의 내용을 복습하고 싶으신 분은 이 증례문제를 풀어 보십시오. 진균검사 음성으로 스테로이드 바르는 약이 듣지 않았던 증례입니다.

증례 2-4   75세, 여성

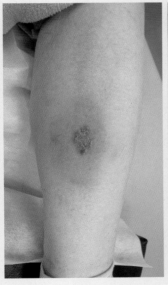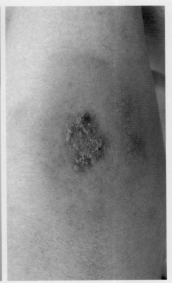

Q1 : 먼저 확인할 포인트는 어디일까?

Q2 : 감별진단은?

Q3 : 필요한 검사는?

Q4 : 진단은?

이 장의 마지막 증례네.

꽤 익숙해졌습니다. 종아리의 홍반이군요. 표면이 거칠어 보입니다.

그렇지.

먼저 습진과 진균증을 고려합니다. 진균검사 결과는 어떻습니까?

진균검사는 음성이었네.

그럼 습진으로 진단하여 스테로이드 외용제를 처방했겠군요.

맞아. 그런데 이 증례는 스테로이드 외용제로 낫지 않았네.

네?…그럼 백선이었던가요?

이 증례에서는 스테로이드 외용제로 낫지 않을 때의 진단법에 대해 공부해 볼까. 습진이 치유되지 않는 이유에는 ① 진단이 잘못되었을 때 ② 원인이 제거되지 않았을 때 ③ 도포 방법이 잘못되었을 때 등 세 가지가 있지.

이 경우는 어떻게 생각해야 할까요?

우선 도포 방법이 잘못되었을 가능성을 생각해 보자. 「다른 병원에서 처방 받은 약이 듣지 않는다」며 병원을 옮기는 환자는 의외로 많아. 하지만 그 중에는 외용제를 제대로 바르지 않은 환자들도 일부 있어. 그런 환자들은 하루 두 번 제대로 바르기만 해도 낫는다네.

그렇군요.

그러나 이 증례의 경우 제대로 바르지 않았을 가능성은 낮아 보여. 그다음, 원인이 제거되지 않았을 가능성을 생각해 보자. 즉 접촉피부염일 경우지. 스테로이드를 발라 일단 치유되지만 원인물질 접촉에 의해 다시 피부발진이 생기기 때문에 치유되지 않아.

약은 효과가 있지만, 재발되었다는 말씀이군요.

헌데 이 증례는 접촉피부염일 가능성도 낮은 것 같군.

그럼 진단이 잘못되었다는 건가요?

우선 진균을 놓쳐버렸을 가능성은 있겠지. 다시 한번 진균검사를 해 보는 것은 중요하다네. 하지만 표피의 변화가 있는 홍반의 감별진단은 습진과 백선 외에 다른 하나가 있었지.

악성종양 말씀이군요?

맞아. 이 경우 보웬병 등의 악성종양일 가능성도 고려해봐야 해. 진단을 위해 필요한 검사는 무엇이었지?

피부 조직검사입니다.

이 증례는 조직검사를 통해 보웬병으로 진단했다네. 그 후 수술로 병변을 절제하여 치유되었지.

습진처럼 보이지만 악성종양일 가능성도 있군요. 그런데 쉽게 구별하기가….

자세히 보면 과각화증이 생겨 딱딱해지는 부분이 나타나거나 경계가 뚜렷해지는 등 습진과는 미묘하게 생김새가 다르지. 하지만 초보자가 구분하기는 쉽지 않아. 피부과 의사도 구분하지 못할 때가 있거든.

놓치면 무서우니까, 계속 조직검사를 하는 수밖에 없겠군요.

하지만 대부분은 습진이고 악성종양은 극히 일부에 불과해. 악성종양이 무섭다고 모든 습진에 조직검사를 할 수는 없겠지?

정말 그렇겠군요.

그러니까 우선 습진으로 치료하고, 치료가 되지 않을 때 조직검사를 하는 것이 좋겠지? 그래서 스테로이드 외용제 처방은 끝이 아니라 그 후의 경과를 꼼꼼히 관찰하지 않으면 안 된다네.

A1 : 피부발진 표면의 특징

A2 : 습진, 진균증, 악성종양

A3 : 진균검사(직접도말검사), 피부 조직검사

A4 : 보웬병

COLUMN Adherence(처방준수)¹⁴와 바르는 방법에 대한 환자교육 고민

여러분은 자신에게 연고를 발라 본 적이 있나요? 발라 보면 알겠지만 외용요법은 매우 귀찮은 일이라서 매일 연고를 바르라는 지시를 들어도 저는 제대로 따를 자신이 없습니다. 그래서 외용제를 제대로 바르지 못한 환자가 있다 해도 이상하지 않습니다.

Adherence라는 말이 있습니다. Adherence란 「환자가 치료에 동의하고 적극적으로 치료를 받는 것」을 의미하며, 일반적으로 복약 준수를 의미하는 용어로 사용되고 있습니다. 외용제의 Adherence는 역시 경구약보다 낮은 것으로 알려져 있습니다[13].

그렇다면 바르는 약을 처방대로 제대로 사용하는 비율은 실제 어느 정도일까요? 「외용제의 사용 여부」를 파악할 수 있는 전자칩(medication event monitoring system, MEMS)이 있다고 합니다. 이 칩을 사용하면 튜브에서 연고가 나왔는지 기록되므로 정말 약을 바르고 있는지가 확인됩니다. MEMS를 이용한 연구를 소개하겠습니다.

손습진 환자를 3주 동안 관찰한 연구에서 경구약 사용률은 94%인데 반해, 외용제는 78%로 낮았습니다[14]. 더구나 장기간 관찰하면 12주 시점에서의 외용제 사용률은 42%까지 감소하는 것으로 나타났습니다. 그러나 조사기간 동안 환자가 스스로 답변한 사용률은 항상 90%를 넘었습니다. 이런 결과는 환자가 의사에게 진실을 말하지 않는다는 것을 의미할 수도 있지만, 다른 한편으로는 환자가 「제대로 바르고 있다」고 생각하는 사용법이 의사가 기대하는 것과 전혀 다를 수도 있다는 것을 의미하기도 합니다.

외용제로 기대한 치료 효과를 얻으려면 단순히 약을 처방하는 것만으로는 충분하지 않다는 것입니다. 이에 바르는 방법에 대한 환자교육에 유용할 만한 Adherence에 대한 몇 가지 연구를 소개하겠습니다.

Adherence는 내원 후 시간이 지남에 따라 낮아집니다. 그러다가 환자들은 다음 내원

---

14 역자주: 우리나라에서는 순응도(compliance)를 비슷한 의미로 사용한다.

일이 가까워지면 다시 제대로 바르게 되는 것 같습니다[15]. 이것을 감안하여 재진 예약일을 정한다면 Adherence를 높일 가능성이 있을 것으로 생각합니다.

또한 Adherence와 관련된 요인을 조사한 연구에 따르면, 스테로이드에 대한 불안감은 Adherence와 음의 상관관계를 보였다고 합니다[16]. 분명 다른 병원에서 전원된 환자 중에는 「스테로이드가 무서워서 바를 수 없었다」는 사람이 어느 정도 존재합니다. 스테로이드에 대한 올바른 설명도 중요합니다.

그 밖에 Adherence를 높이는 방법으로 외용제의 종류를 바꾸는 것도 고려할 수 있습니다. 만성 피부질환으로 장기간 외용요법을 시행하고 있는 환자들을 대상으로 한 연구[17]에 따르면 외용제의 제조사를 바꾸기만 해도 Adherence가 상승하여 피부발진이 개선되었다고 합니다. 바르는 양이 불충분하여 피부발진이 개선되지 않았을 경우, 외용제의 제조사나 종류를 바꿔 보는 것이 효과적일 수도 있습니다. 전원환자의 경우 의사를 바꿨음에도 전원 전의 처방과 같은 약을 처방받는다면 도포하고 싶은 의욕이 생기지 않을 것입니다.

여러 가지 소개했지만, 가장 효과적인 것은 실제 도포 방법을 환자에게 보여주면서 교육하는 것입니다. 이런 고민을 바탕으로, 진찰후에는 환자가 간호사와 함께 바르는 방법을 연습해 보도록 하는 것이 좋겠습니다.

Adherence를 높이는 고민/노력

① 재진 예약을 잡는다.
② 스테로이드에 대해 바른 설명을 한다.
③ 외용제 종류를 바꾼다.
④ 도포방법을 환자에게 보여준다.

6 기타 염증성 피부질환

 마지막으로 염증성 각화증에 대해 살펴보겠습니다.

 별로 친숙한 질환은 아니군요.

 보통건선, 편평태선, 모공성홍색비강진으로, 어려운 병명이 많아서 보기만 해도 머리가 아플 수도 있을 거네. 초보자는 너무 자세히 공부할 필요는 없을 것 같은데, 그래도 건선만큼은 알아두길 바라네.

6.1 염증성 각화증

지금까지 설명한 질환 외에도 표피의 염증성 질환으로 염증성 각화증이 있습니다. 수련의나 비피부과 의사분들이 여기까지 진단하기는 어려울 수도 있습니다. 이들 질환 대부분은 스테로이드 외용제가 효과적이므로 만일 습진과 구분하지 못했다 하더라도 치료에 있어 별 문제는 없습니다.

다만, 본격적인 피부과 진료를 수행할 생각이라면 진단할 수 있어야 할 것입니다. 그런데 교과서에서 염증성 각화증 항목을 보면 보통건선, 편평태선, 모공성비강진 등 어려운 병명이 나열되어 있어 보기만 해도 머리가 지끈거릴 겁니다(저도 각화증은 고역입니다…).

임상에서 염증성 각화증을 만날 수 있는 빈도는 얼마나 될까요(표 2-6)[1]?

표 2-6 피부과 진료환자 중에서 염증성 각화증의 비율

건선	4.4%
편평태선	0.3%
기타	0.6%

염증성 각화증 중에서 가장 흔한 것은 건선이며 다른 질환을 만날 수 있는 빈도

는 상당히 낮은 편입니다. 일상 진료에서는 우선 건선을 알고 있으면 충분할 것입니다. 여기서는 건선에 대해서만 다루고자 합니다.

건선

건선에는 몇 가지 아형이 있어 관절 증상을 위주로 하는 것도 있지만, 여기서는 가장 일반적인 보통건선(psoriasis vulgaris)에 대해 설명합니다. 건선은 자가면역반응에 의한 표피의 염증성 피부질환입니다. 다소 생소할 수 있지만 피부과 진료환자 중에서도 일정 비율을 차지하고 있어, 피부과 의사들은 자주 접할 수 있는 질환입니다.

은백색의 두꺼운 인설이 붙어있는 홍반이 여러 부위, 특히 팔꿈치, 무릎 등 자극을 받기 쉬운 부위에 호발합니다(그림 2-42). 습진과 마찬가지로 표피의 병변이므로 인설이 붙어 있는데 그 외의 특징은 어떻게 발생하는 것일까요? 먼저 건선의 병태생리에 대해 알아보겠습니다.

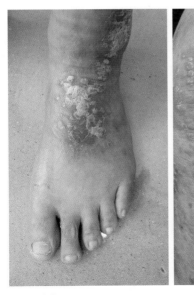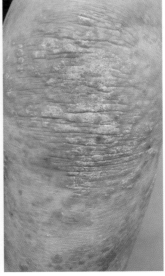

그림 2-42 보통건선

건선 환자에서는 T세포(주로 Th17세포)가 활성화되어 있어 T세포가 생산한 IL-17, IL-23 등의 사이토카인이 표피에 염증을 일으키는 동시에 표피세포의 증식을 촉진시킵니다. 표피 기저층의 표피세포가 각질층까지 도달하는 데는 보통 2주가 걸리지만, 증식이 촉진된 세포는 약 7배나 빠른 속도로 각질층에 도달합니다(그림 2-43).

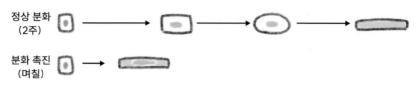

정상 분화
(2주)

분화 촉진
(며칠)

그림 2-43 건선 환자의 표피세포

그 결과 정상적으로 분화할 만큼의 시간적 여유가 없어 핵을 남겨둔 채 불완전한 각질층을 형성하게 됩니다. 또 각질 세포가 과다 생성되기 때문에 각질층이 두꺼워지고 쉽게 벗겨지는 특징적인 두꺼운 은백색 인설이 형성됩니다(그림 2-44)[18].

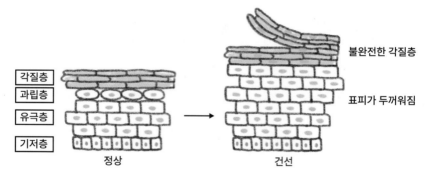

불완전한 각질층

표피가 두꺼워짐

각질층
과립층
유극층
기저층

정상　　　　　　　건선

그림 2-44 건선의 표피

건선 진단에 대한 명확한 기준은 없으며, 일반적으로 피부발진을 의사가 임상적으로 진찰하며 진단이 내려집니다. 특징적인 임상양상으로 비교적 쉽게 진단이 가능하지만, 비전형적인 경우 습진과 구별하기 어려울 수도 있습니다.

건선 환자의 70~80%는 경증으로, 외용요법만으로 조절이 가능합니다[19]. 그러므로 혼동하기 쉬운 증례라도 경증일 경우 스테로이드 외용제 하나로 습진과 모두 호전시킬 수 있습니다.

그러나 중증 건선(그림 2-45)의 경우 바르는 약 이외의 다른 치료법이 필요할 수 있기 때문에(표 2-7), 임상양상만으로 진단하기 어려운 경우 피부 조직검사를 실시하여 확진합니다.

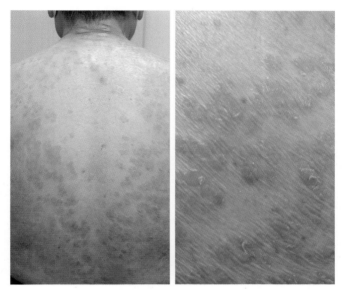

그림 2-45 중증 건선

표 2-7 외용제 이외의 건선 치료법

• 자외선치료
• PDE4 억제제
• 면역억제제
• 생물학적 제제

마지막으로 이 단원의 내용을 플로우차트에 따라 요약합니다(그림 2-46).

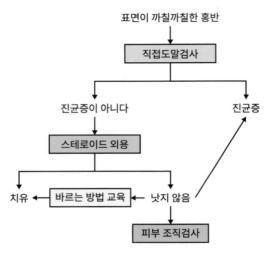

그림 2-46 표피 병변의 진단 플로우차트

　홍반의 표면이 까칠까칠한 것은 표피에 병변이 있음을 나타냅니다. 표피에 병변이 생기는 질환은 습진, 진균증, 악성종양, 염증성 각화증의 네 가지입니다. 그중 감별의 우선순위는 ① 진균증 → ② 습진 → ③ 악성종양 → ④ 염증성 각화증입니다. 염증성 각화증은 빈도가 낮으므로, 초보자는 초기 단계에서는 감별질환에 포함시키지 않아도 될 것입니다.

　진단 순서는, 먼저 진균증과 습진을 감별하기 위해 진균검사를 실시합니다. 진균증이 배제되면 먼저 습진을 고려하고 바르는 스테로이드제를 사용하는 것이 좋습니다. 습진이라면 1~2주 내에 치유될 것입니다.

　치유되지 않는 경우 세 가지 경우를 고려합니다: ① 진단이 잘못되었다. ② 원인이 제거되지 않았다. ③ 도포 방법이 잘못되었다. 먼저 외용제가 제대로 사용되었는지 확인하십시오. 외용제가 충분히 사용되지 않았을 경우 바르는 방법을 다시 교육하는 것만으로도 치유될 것입니다.

도포 방법에 문제가 없다면 진단이 잘못되었을 가능성을 고려합니다. 진균증을 놓쳤을 수 있으므로 진균검사를 다시 해야 합니다. 진균증이 아니라면 악성종양을 의심하고 조직검사를 시행합니다.

문헌

1) 古江増隆, 山崎雙次, 神保孝一, 他 : 本邦における皮膚科受診患者の多施設横断四季別全国調査. 日本皮膚科学会雑誌 119 : 1795-1809, 2009 NAID 130004708682

2) 阿南隆, 福本隆也 : 海綿状態を伴う皮膚炎(spongiotic dermatitis). 病理と臨床32 : 230-235, 2014

3) 山本明美, 井川哲子 : 老人性乾皮症. medicina 51 : 922-925, 2014

4) 中島喜美子 : 脂漏性皮膚炎, 接触性皮膚炎. medicina 51 : 894-897, 2014

5) Feldmann RJ, Maibach HI : Regional variation in percutaneous penetration of 14C cortisol in man. J Invest Dermatol 48 : 181-183, 1967 PMID 6020682

6) Shimoyama H, Sei Y : 2016 Epidemiological Survey of Dermatomycoses in Japan. Med Mycol J 60 : 75-82, 2019 PMID 31474694

7) Ide M, Ninomiya J, Ito Y, et al : Experimental studies on the penetration into the human stratum corneum of the dermatophyte. Nihon Ishinkin Gakkai Zasshi 40 : 93-97, 1999 PMID 10234080

8) Cockerell CJ : Histopathology of incipient intraepidermal squamous cell carcinoma ("actinic keratosis"). J Am Acad Dermatol 42 : 11-17, 2000 PMID 10607351

9) Bangert C, Strober BE, Cork M, et al : Clinical and cytological effects of pimecrolimus cream 1% after resolution of active atopic dermatitis lesions by topical corticosteroids : a randomized controlled trial. Dermatology 222 : 36-48, 2011 PMID 21150167

10) 渡辺晋一 : 最終講義 難治性アトピー性皮膚炎患者の治療から見えてきたわが国の皮膚科治療の問題点. 皮膚科の臨床 59 : 1517-1526, 2017 NAID 40021320431

11) Sahoo AK, Mahajan R : Management of tinea corporis, tinea cruris, and tinea pedis : A comprehensive review. Indian Dermatol Online J 7 : 77-86, 2016 PMID 27057486

12) Tang TS, Bieber T, Williams HC : Are the concepts of induction of remission and treatment of subclinical inflammation in atopic dermatitis clinically useful? J Allergy Clin Immunol 133 : 1615-1625, 2014 PMID 24655575

13) Furue M, Onozuka D, Takeuchi S, et al : Poor adherence to oral and topical medication in 3096 dermatological patients as assessed by the Morisky Medication Adherence Scale-8. Br J Dermatol 172 : 272-275, 2015 PMID 25154923

14) Krejci-Manwaring J, McCarty MA, Camacho F, et al : Adherence with topical treatment is poor compared with adherence with oral agents : implications for effective clinical use of topical agents. J Am Acad Dermatol 54 (5 Suppl) : S235-236, 2006 PMID 16631951

15) Carroll CL, Feldman SR, Camacho FT, et al : Adherence to topical therapy decreases during the course of an 8-week psoriasis clinical trial : commonly used

methods of measuring adherence to topical therapy overestimate actual use.　J Am Acad Dermatol 51：212-216，2004 **PMID** 15280839

16) Aubert-Wastiaux H，Moret L，Rhun AL，et al：Topical corticosteroid phobia in atopic dermatitis：a study of its nature，origins and frequency.　Br J Dermatol 165：808-814，2011 **PMID** 21671892

17) 藤田英樹，三井彩，上嶋祐太：臨牀研究 尋常性乾癬患者に対する活性型ビタミンD3外用薬ローテーション療法におけるカルシポトリオール軟膏とマキサカルシトール軟膏の比較検討.　臨牀と研究 91：299-303，2014 **NAID** 40019987224

18) 北島康雄：乾癬表皮病態の考え方：表皮ホメオスターシス乾癬シフト.　日本皮膚科学会雑誌 118：2527，2008 **NAID** 10025378097

19) Schön MP，Boehncke WH：Psoriasis.　N Engl J Med 352：1899-1912，2005 **PMID** 15872205

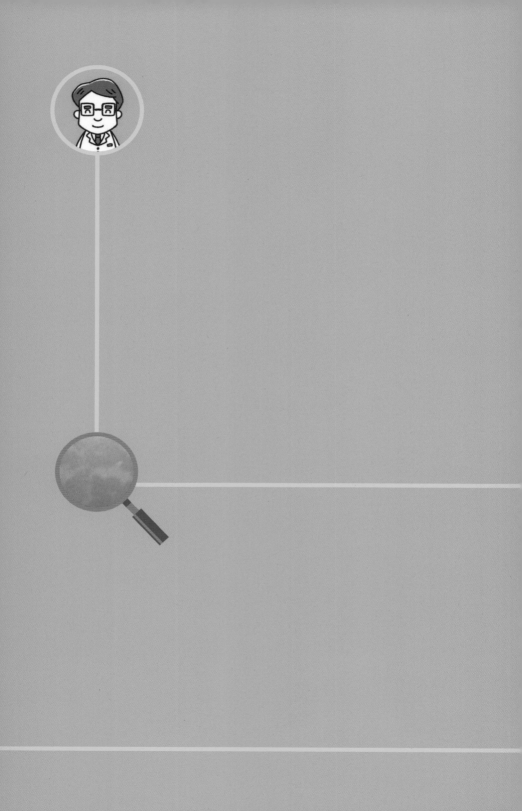

제 3 부

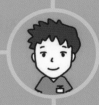

표면이 반들반들한 홍반
(진피 병변)

1 진피병변의 진단 플로우차트

 다음은 표면이 반들반들한 홍반에 대한 것이군요.

 표면이 까칠까칠한 홍반에 비해 이쪽은 꽤 어려워.

 어떤 점이 어렵습니까?

 우선 감별해야 할 질환들이 너무 많은 곳이네. 게다가 확실하게 감별할 수 있는 검사도 존재하지 않아. 그림 3-1을 보고 어떤 생각이 드나?

 전혀 구분이 안 되는데요⋯. 어떻게 진단하나요?

 먼저 어떤 감별할 질환들이 있는지 설명하겠네. 그리고 진단에 있어 중요한 중독발진(toxicoderma)에 대해서도 설명할게.

1.1 진피 병변의 감별질환

3장에서는 표피 변화가 없는 진피 병변에 대해 자세히 설명하겠습니다.

홍반의 표면이 매끄럽다는 것은 피부의 바깥쪽(표피)에는 병변이 없고 안쪽(진피)에만 병변이 있음을 의미합니다. 표피에 병변이 없는 경우, 원인물질이 혈류를 타고 피부에 도달한 것으로 생각할 수 있습니다. 즉 내인성 피부발진이라는 것입니다. 따라서 이런 유형의 홍반은 전신에 나타나는 경우가 대부분입니다.

제1장에서는 이 증상을 보았을 때 우선 약진을 고려해야 한다고 설명했습니다. 그러나 내인성 피부발진의 원인은 실제로 매우 다양합니다. 진피 병변의 원인은 크게 3가지로 분류할 수 있습니다(표 3-1).

표 3-1 진피 병변을 유발하는 질환

① 약진
② 감염증
③ 결합조직질환*(자가면역질환/자가염증질환)

* 역자주: 원서에서는 '결합조직질환'이라 했고, 국내에서는 과거 교원질환이라는 말을 많이 사용했다. 교원섬유(=콜라겐)를 포함한 결합조직에 나타나는 염증을 특징으로 하는 질환이라 '결합조직질환'이라는 용어가 사용되었다.

그림 3-1을 보십시오. 진단이 무엇인지 아시겠습니까? 각각 약진, 감염증(홍역), 결합조직질환(성인스틸병)의 피부발진입니다. 모두 표면이 반들반들한 홍반으로 외형은 매우 비슷합니다. 피부과 의사도 이들을 구분하는 것은 거의 불가능하다 하겠습니다.

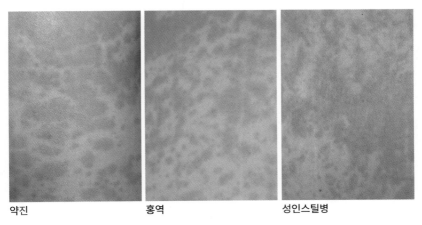

| 약진 | 홍역 | 성인스틸병 |

그림 3-1 외형으로는 구분할 수 없다.

이들 피부발진이 서로 비슷한 이유는 무엇일까요? 예를 들어 바이러스 등의 미생물도 혈류를 타고 피부에 도달합니다. 이것에 대해 T세포성 면역반응이 일어나서 피부발진이 생기는 병태생리는 약진과 공통점이 있다고 할 수 있습니다. 또 결합조직질환도 정상 결합조직을 자가항원으로 인식하는 면역반응이며, 이 또한 내인성 기전으로 생각할 수 있습니다. 건선 등 표피 위주의 병변이 생기는 자가면역질환도 일부 있지만, 일반적으로 결합조직질환의 피부발진은 진피에 병변을 일으킵니다.

이처럼 피부질환에는 다양한 병인과 복잡한 병태생리가 존재하지만, 최종적으로 눈에 보이는 피부발진을 만드는 생체반응은 동일한 것입니다(그림 3-2).

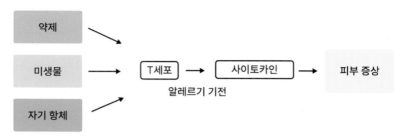

그림 3-2 병인, 병태생리는 다양하더라도 피부발진을 만드는 생체반응은 동일

피부는 자동판매기에 비유될 수 있습니다[1]. 자동판매기에서 음료수를 사는 경우를 상상해 보십시오. 100엔짜리 동전 1개, 50엔짜리 동전 1개, 10엔짜리 동전 1개를 투입하면 자동판매기에서 음료수가 나옵니다. 또 50엔짜리 동전 3개+10엔짜리 동전 1개나 100엔 동전 1개+10엔짜리 동전 6개로도 동일한 음료수(피부발진)를 구입할 수 있습니다. 투입한 동전의 종류(원인)가 다르더라도 자동판매기(피부)에서는 동일한 음료수(피부발진)가 나온다는 것입니다(그림 3-3).

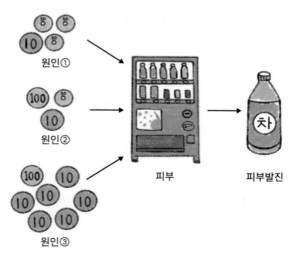

그림 3-3 피부를 자동판매기에 비유하여 생각해 보자.

자동판매기와 마찬가지로 인간의 피부에 나타날 수 있는 피부발진의 패턴은 제한적입니다. 겉모습만으로 진단이 가능하다는 것이 피부과의 매력이라고 할 수도 있지만, 실제로는 피부병변의 양상만으로 원인을 특정하기 어려운 경우도 많습니다.

구체적으로 각각 어떤 질환이 있는지 대표적인 것을 예로 들어 보겠습니다(표 3-2).

표 3-2 진피 병변의 감별질환

약진	
바이러스 감염증	홍역, 풍진, 파르보바이러스B19, 엡스타인바바이러스, 사이토메갈로바이러스, HHV-6, HHV-7, HIV, 엔테로바이러스, 모기매개 감염증(뎅기열, 치쿤구니야열, 지카바이러스열)
세균 감염증	연쇄상구균, 마이코플라스마, 스피로헤타(매독), 리케차(쯔쯔가무시병, 일본홍반열*)
결합조직질환	전신홍반루프스, 성인스틸병, 피부근육염, 가와사키병, 물집유사천포창

* japanese spotted fever = oriental spotted fever

감염에서는 홍역이나 풍진 등의 바이러스 감염증이 대표적입니다. 그 밖에도 스피로헤타, 리케차 등의 특수 세균감염증도 진피 병변의 원인이 됩니다.

또한 전신홍반루프스(systemic lupus erythematosus, SLE)나 성인스틸병 등 많은 결환조직질환이 피부발진을 나타냅니다. 물집유사천포창은 전신에 수포가 생기는 자가면역 질환인데, 초기에는 진피 병변만 출현합니다.

이처럼 다양한 질환들이 표면이 반들반들한 홍반을 만들어 피부병변의 양상만으로는 감별이 어렵습니다. 그리고 불행하게도 임상 현장에서는 이러한 진피 홍반을 마주하는 경우가 매우 흔합니다. 그런데 감별진단 방법을 상세히 설명한 교과서는 거의 없습니다. 이것이 피부과 진료에 어려움을 느끼는 사람이 많은 이유 중의 하나라고 생각합니다.

교과서에 나와 있지 않은 이유는, 명확히 감별할 수 있는 검사법이나 플로우차트가 존재하지 않기 때문일 것입니다. 더구나 진피 홍반에서는 직관적 진단법[1]도 잘

---

1 역자주: 보자마자 바로 이거구나 하고 바로 진단내리는 것을 의미한다. 제5부에서 이와 대비되는 분석적 진단법과 함께 자세히 설명되고 있다.

통하지 않아, 사실 대충 진료하는 피부과 의사도 적지 않습니다. 그래서 이 책에서는 가능한 한 체계적인 진료 플로우차트를 제시하고자 합니다.

1.2 중독발진(toxicoderma)[2]이란

중독발진이라는 병명을 들어보신 적 있나요? 일반적인 중독발진의 정의는 다음과 같습니다.

> **중독발진의 정의**
> 체외에서 체내로 들어온 물질, 혹은 생체 내에서 생산된 물질에 의해 유발된 반응성 피부발진

그 개념이 애매하여 이해하기 어려울 수 있으나, 간단히 말해 피부에 나타난 임상양상으로는 감별할 수 없는 내인성 피부발진[3]을 중독발진으로 진단한다는 것입니다(그림 3-4). 쓰레기통 진단이라고 부를 수 있는 개념입니다.

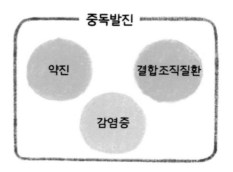

그림 3-4 중독발진

---

2 역자주: 우리나라에서는 독성홍반(toxic erythema)이라는 용어로 불린다. 중독발진의 정의에 설명된 것처럼 반응성 발진이라는 의미에서 'reactive erythema'라고 불리기도 한다.
3 역자주: 제2부에서 다룬 피부표면의 변화가 있는 홍반은 외부요인이 피부에 직접 닿거나 침투한 결과 일어나는 면역반응에 의한 것인 반면, 지금 다루는 피부표면의 변화가 없는 홍반은 우리 몸 속으로 들어온 체외물질(약, 세균/바이러스)이나 체내물질이 혈류를 타고 진피에 도달한 뒤 일어나는 면역반응에 의한 것이라는 관점에서 '내인성'이라는 용어를 사용하고 있다.

임상 현장에서는 표면이 반들반들한 내인성 홍반에 대해 우선 중독발진으로 잠
정 진단하고, 원인이 분명해지면 약진이나 홍역, 풍진 등 각각의 병명으로 변경됩니
다(그림 3-5). 만약 원인을 계속 모르는 경우에는 병명은 그대로 중독발진으로 남겨
둡니다.

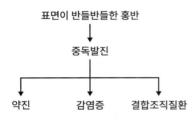

그림 3-5 표면이 반들반들한 홍반의 진단 플로우차트

중독발진은 매우 편리한 병명입니다. 전신에 생긴 피부발진을 마주할 때, 그 원인
에 관계없이 붙일 수 있기 때문입니다. 다만 병명이 붙은 것에 안심하고 원인을 찾
는 노력이 소홀해질 위험성이 있습니다. 때문에 「중독발진을 병명으로 사용해서는
안 된다」는 피부과 의사들도 많습니다. 해외에서는 중독발진이라는 병명 자체가 사
용되지 않는다고 합니다.

하지만 저는 「이 피부발진은 중독발진이며 다양한 질환의 감별이 필요하다」라는
인식이 중요하다고 생각합니다. 그러므로 이 책에서는 중독발진이라는 병명을 적
극적으로 사용할 것입니다.

중독발진은 모호한 개념이기 때문에 어떤 형태의 피부발진인지에 대한 정의는
쉽지 않습니다. 그 때문에 어떤 피부발진이나 질환을 중독발진에 포함시킬지는 사
람마다 다릅니다. 「체외에서 체내로 들어온 물질」이라는 정의에 따르면 약진과 바
이러스 감염증을 중독발진이라 하는 것은 일반적으로 받아들여진다고 생각합니다.
그리고 「생체 내에서 생성된 물질」을 자가항원으로 해석하면 결합조직질환도 중독
발진의 일종으로 생각할 수 있습니다. 그다지 일반적이지는 않지만, 이 책에서는 중
독발진을 다음과 같이 정의하고자 합니다.

이 유형의 피부발진을 접했을 때는 방대한 감별진단을 고려해야 할 것입니다. 약진 등의 고유 진단명이 붙어 안심하고 있더라도, 「약진이라 생각했는데 성인스틸병이었다」는 것과 같이 나중에 뒤통수를 맞을 수도 있습니다. 그러므로 진단이 결정된 후에도 한편으로는 다른 질환의 가능성을 열어 두는 자세가 중요합니다.

중독발진이라 했다고 해서 진단이 다 끝난 것은 아니지만, 다양한 감별 가능성을 열어 두기 위한 유용한 병명이라고 생각합니다. 만약 진단이 틀렸다 하더라도, 중독발진의 양상으로 나타날 가능성이 있는 다른 질환을 다시 고려할 수 있기 때문입니다.

중독발진의 개념은 정의가 모호하다는 점에서 불명열(fever of unknown origin, FUO)과 유사합니다. 불명열에 관한 훌륭한 자료인 『불명열·불명 염증 레지던트 매뉴얼』(의학서원)을 함께 읽어 보시면 참고가 될 것입니다.

1.3   두드러기에 대해서

이쯤에서 두드러기에 대해 짚고 넘어가도록 하겠습니다. 사실 두드러기의 피부발진도 표면이 반들반들한 홍반으로 나타납니다. 그러므로 중독발진을 고려할 때는 두드러기와의 감별이 필요합니다. 두드러기의 피부발진은 부종을 동반하는 팽진(wheal)이라고 합니다.

팽진은 부종을 동반하므로 중독발진과 비교할 때 융기현상이 발생합니다. 모기에 물린 것처럼 불룩하게 부풀어 오르는 피부발진이 특징이며 원형, 타원형, 지도모양 등 다양한 형태를 띠고 고리모양을 형성하기도 합니다. 그림 3-6과 같은 전형적인 증례라면 바로 진단할 수 있습니다.

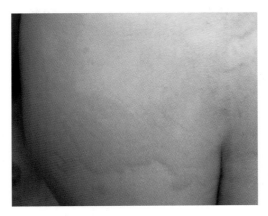

그림 3-6 융기된 전형적인 팽진

두드러기는 최초에 홍반만 발생하고, 그 후에 팽진으로 변화할 수도 있습니다. 그림 3-7을 비교해 주십시오. 어느 쪽이 중독발진이고 두드러기인지 구별할 수 있습니까?

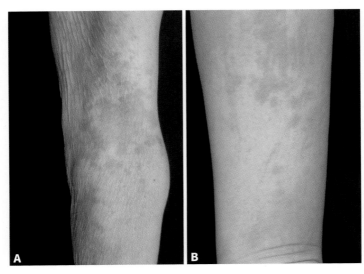

그림 3-7 어느 쪽이 중독발진이고 어느 쪽이 두드러기일까?

A가 중독발진이고 B가 두드러기인데, 거의 구별할 수 없습니다. 초기 홍반만 있는 경우나 사라지기 시작한 두드러기는, 중독발진과 감별하기 어렵습니다. 감별 방법은 앞으로 소개하겠지만, 여기까지의 내용을 정리하면 그림 3-8의 플로우차트와 같습니다.

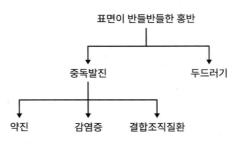

그림 3-8 진피 병변의 감별 플로우차트

우선 두드러기와 중독발진을 감별하여 중독발진으로 진단한 후, 중독발진에 해당하는 각각의 질환들을 감별하고자 시도합니다. 각각의 질환에 대해 설명하면서 플로우차트의 세부사항을 살펴보겠습니다.

2 두드러기를 감별하자

 우선 두드러기에 대해 자세히 알아보도록 할까?

 두드러기는 흔히 마주치는 질환이죠.

 하지만 두드러기가 어떤 질환인지 잘 모르는 사람들도 많지.

 전신에 피부발진이 나타나 있는 상태를 두드러기라고 부르는 분들도 많은 것 같습니다만….

 먼저 두드러기와 중독발진의 감별법부터 공부해 볼까.

2.1 두드러기 감별법

표면이 반들반들한 홍반(진피의 병변) 진단의 첫 단계는 두드러기와의 감별입니다. 「두드러기」도 「습진」과 마찬가지로 일반적으로 잘 알려진 병명으로, 일상용어로도 널리 사용됩니다. 그런데 「두드러기가 생겼다」고 하여 내원하는 환자 중에는 상당수가 중독발진 환자입니다. 그렇다면 두드러기와 중독발진을 어떻게 감별해야 할까요.

두드러기의 정의를 상기해 보십시오. 「홍반을 동반한 일시적, 국한성의 피부 부종」이라는 정의에 있는 「일시적」이라는 기술(description)이 중요합니다. 두드러기의 개별 피부발진은 보통 몇 시간, 길어도 24시간 이내에 흔적을 남기지 않고 사라집니다. 이 점이 일단 발생하면 며칠 동안 피부발진이 지속되는 중독발진과의 근본적인 감별점입니다. 즉 피부발진 지속시간으로 양측을 감별할 수 있는 것입니다. 병력상, 피부발진이 단시간에 사라지는 것을 확인할 수 있다면 두드러기로 생각해도 좋겠습니다.

> **두드러기와 중독발진의 감별법**
> * 두드러기 : 피부발진이 단시간에 소멸
> * 중독발진 : 피부발진이 며칠간 지속

표면이 반들반들 홍반(진피의 병변)의 진료 플로우차트는 그림 3-9와 같습니다.

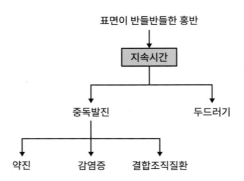

그림 3-9 진피 병변의 진료 플로우차트

두드러기는 피부발진을 보지 않고도 환자의 말(증상)만을 믿고 진단할 수 있는 유일한 질환입니다. 전신에 피부발진이 출현했기 때문에 피부과를 방문한 환자가 있습니다. 하지만 진찰할 때는 피부발진이 사라져 버린 상황을 흔히 볼 수 있습니다. 「아침에는 전신에 나와 있었는데…」라고 하는 이 시점에서 진단확정입니다. 피부발진이 단시간에 사라졌기 때문에 피부발진을 보지 않아도 두드러기라는 것을 알 수 있습니다.

그런데 환자의 기억이 애매하여 어쩔 수 없이 진단에도 애매함이 생길 수도 있습니다. 그럴 때는 마커펜으로 피부발진을 표시하여 환자 본인이 귀가 후 관찰하도록 하는 방법이 있습니다. 그 부위가 흔적 없이 사라졌다면 두드러기로 진단할 수 있습니다(그림 3-10).

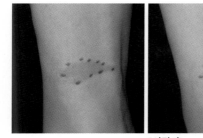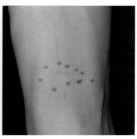

| | 1시간 후 | 2시간 후 |

그림 3-10 두드러기의 경과

그런데 이런 차이가 왜 발생하는 것일까요? 여기에서 두드러기의 병태생리에 대해 설명하도록 하겠습니다. 두드러기의 원인은 피부에 존재하는 비만세포(mast cell)가 방출하는 히스타민 등의 화학전달물질입니다(그림 3-11). 비만세포가 방출한 화학전달물질이 혈관에 작용하여 홍반과 부종을 일으킵니다. 그 후 몇 시간 내에 화학전달물질은 비활성화되고 피부발진은 사라져 버립니다.

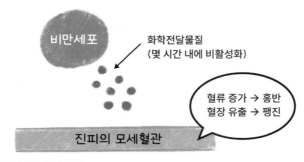

그림 3-11 두드러기의 병태생리

반면, 중독발진의 원인은 활성이 짧게 지속되는 화학전달물질이 아니라 주로 T세포 면역반응에 의한 것이므로 일단 발병하면 며칠 동안 피부발진이 지속됩니다.

- 두드러기의 원인 : 비만세포(화학전달물질)
- 중독발진의 원인 : T세포

두 병변 모두 진피에서 발생하기 때문에 겉보기에는 비슷할 수 있지만, 병태생리는 다릅니다.

두드러기 진단을 내리면 치료는 항히스타민제 복용입니다. 항히스타민제는 화학전달물질과 수용체와의 결합을 방해하여 새로운 팽진의 생성을 억제할 수 있습니다. 대부분의 환자가 1주일~10일 정도면 치유됩니다[2].

2.2	**두드러기의 원인**

이 점에 대해 의문을 가진 사람들이 있을 수 있습니다. 「중독발진의 원인은 약물이라고 했는데 두드러기도 약물이 원인이 될 수 있지 않을까?」라고. 맞습니다. 약진의 양상 중에는 두드러기로 나타나는 아형(subtype)도 존재합니다. 약진은 온갖 다양한 피부증상을 일으키기 때문에 어떤 피부발진이라도 약진의 가능성이 있습니다.

예를 들어 습진형이나 건선형, 심지어 루푸스형이나 혈관염형에 이르기까지 약진에는 다양한 아형이 존재하고 있습니다. 약진을 중심으로 볼 때 그림 3-12와 같이 두드러기와 중독발진 모두 약진의 가능성을 가지고 있습니다. 그래서 혼란스러워하는 사람들이 많은 것 같습니다.

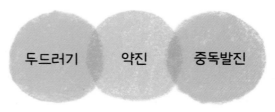

그림 3-12 두드러기, 중독발진 모두 약진의 가능성이 있다.

핵심은 「약진부터 생각하지 않는다」는 것입니다. 피부발진을 진찰했을 때 바로 약진 여부를 고민하기 시작할 것이 아니라, 우선 두드러기와 중독발진을 감별한 후에 각각이 약물에 의한 것인지 여부를 생각하는 편이 더 쉽습니다. 경과(지속시간)로 피부발진을 대략적으로 분류한 후, 각각의 원인을 파악해 보는 것입니다(그림 3-13).

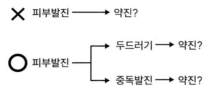

그림 3-13 먼저 두드러기인지 약진인지 감별한 후 원인을 생각한다.

그런데 약물에 의한 두드러기의 발생 빈도는 얼마나 될까요? 먼저 두드러기의 원인에 대해 생각해 보겠습니다. 두드러기의 발병기전으로 잘 알려진 것은 Ⅰ형(즉시형) 과민반응입니다.

항원 특이적 IgE에 감작된 비만세포에 항원이 결합하면 비만세포가 활성화됩니다. 그런데 이러한 Ⅰ형 과민반응 기전에 의해 발생하는 알레르기성 두드러기는 비교적 드물어, 10% 이하로 알려져 있습니다(표 3-3)[3].

표 3-3 두드러기의 분류

알레르기성	9%
알레르기성 이외	91%

알레르기성이 아닌 두드러기 중 가장 흔한 것은 원인 없이[4] 팽진이 출현하는 특발성 두드러기입니다(82%). 특발성 두드러기에서 왜 비만세포가 활성화되는지 그 기전은 명확하지 않지만, 감염이나 스트레스, 피로를 비롯한 여러 가지 악화요인이 있을 것으로 추정합니다.

두드러기를 진찰했을 때, 먼저 즉시형 과민반응과 같은 알레르기를 의심할 병력이 있는지 확인합니다. 알레르기 반응이 의심되면 그 원인을 제거해야 합니다. 만

---

4 역자주: 원인이 없다기보다는, 원인은 있겠지만 현재까지는 그 원인을 규명할만한 방법이 없다가 정확한 표현일 것이다.

약 뚜렷한 원인이 없는 것 같으면, 알레르기성이 아니라고 생각해도 됩니다(그림 3-14).

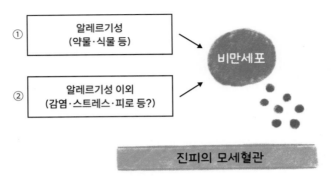

그림 3-14 두드러기의 병태생리

두드러기의 원인을 일반적으로 알레르기로 간주하기 때문에 많은 환자들이 「원인을 알고 싶다」고 하며 내원합니다. 더욱이 의사들 중에도 이런 오해가 많아, 원인 규명을 위한 알레르기 검사를 요청하기도 합니다. 하지만 모든 두드러기 환자에 대해 천편일률적으로 알레르기 검사를 할 필요는 없습니다.

그럼 여기서 증례를 제시합니다. 지금까지의 내용을 복습하고 싶은 분은 증례 문제를 풀어 보십시오.

증례 3-1 57세, 남성

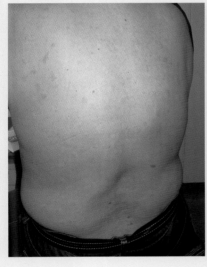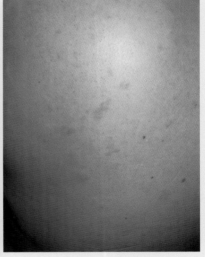

Q1 : 먼저 봐야 할 포인트는 어디인가?

Q2 : 감별진단은?

Q3 : 다음에 확인할 것은?

Q4 : 진단은?

자, 실제 증례를 보면서 피부과 진단을 공부해볼까. 이 사진을 보고 어떤 생각이 드나?

 등에 작은 홍반이 있는 것 같은데요….

 피부질환 진단에서는 체계적으로 피부발진을 살펴보는 게 중요해. 그다음 봐야 할 포인트는 무엇일까?

 표면 특징에 주목해야 됩니다.

 그렇지. 표면은 어떤 것 같나?

 표면은 반들반들합니다.

 표면이 반들반들하면 병변은 진피에 존재한다는 것이네. 그럼 감별진단은?

 약진일까요?

 맞아. 진피 홍반은 약진 같은 중독발진을 고려하지만, 그 전에 감별해야 할 질환이 있었지?

 그렇군요. 먼저 두드러기 감별이 필요했었죠.

 중독발진과 두드러기를 감별하는 방법은?

 피부발진의 지속시간을 확인합니다.

 맞아. 피부발진이 몇 시간 내에 사라지는 것이 두드러기, 지속되는 것은 중독발진이지. 자세히 들어보니 아침에 일어났을 때는 더 넓은 범위였다고 한 것 같은데, 지금은 사라진 것 같아.

 몇 시간 안에 피부발진이 사라졌으니 두드러기군요.

그렇지. 이 증례는 두드러기로 진단하고 항히스타민제를 처방했네. 이처럼 융기가 적은 두드러기는 중독발진과 구별하기 어렵기 때문에 지속시간으로 감별하는 것이 확실할거야.

 무슨 알레르기일까요? 알레르기 검사는 필요합니까?

 두드러기의 원인이 알레르기라고 생각하는 사람들이 많지만, 반드시 그런 것은 아니야. 원인을 확인하기 위한 문진은 중요하지만, 두드러기의 80% 이상은 뚜렷한 원인을 찾을 수 없는 특발성 두드러기로 알려져 있네.

 아, 그랬군요. 두드러기 환자는 무조건 알레르기 검사를 하는 게 좋을 것 같다는 생각을 하고 있었어요.

 그렇게 생각하는 사람들이 많더군. 다른 과에서 두드러기 원인 규명을 해달라며 의뢰하는 경우가 자주 있지만, 가장 중요한 것은 병력 확인이야. 알레르기를 의심할 만한 병력이 없다면 반드시 검사가 필요한 건 아니야.

 이 증례에서는 어땠습니까?

 알레르기를 의심할 만한 병력은 없는 것 같았어. 이런 경우에는 원인을 찾는 것 보다 약을 제대로 복용하는 것이 더 중요하네. 「다른 병원에서 두드러기 약을 처방받았는데 낫지 않아요」라며 찾아온 환자들 중에는 규칙적으로 약을 복용하지 못한 사람도 많거든.

 원인 규명에만 신경 쓴 나머지 정작 복약 지도는 제대로 하지 않았군요.

A1 : 피부발진 표면의 특징

A2 : 두드러기, 중독발진

A3 : 피부발진 지속시간

A4 : 두드러기

해설동영상

3 중독발진의 감별을 시작하기 전에

 두드러기가 제외된다면 다음은 중독발진 감별이군요.

 전에도 말했지만 중독발진 진단은 상당히 어려워.

 발열 등의 동반증상으로 감별할 수 없는 것인가요?

 우선 동반증상에 대해 생각해 볼까? 더불어 중독발진 감별에서 중요한 맥락 (context)[5] 개념에 대해서도 설명하겠네.

3.1 중독발진의 동반증상

두드러기를 제외할 수 있다면, 다음 단계로 중독발진을 감별해 봅시다.

먼저 피부병변의 양상만으로는 감별하는 게 정말 불가능한 것일까요? 약진과 바이러스 감염증 사이에는 피부발진 분포에 차이가 있다는 보고가 있습니다[4].

바이러스성에서는 사지를 중심으로 홍반이 분포되고, 약제성에서는 몸통이 중심인 경우가 많다고 하니 감별기준의 하나가 될 것 같습니다. 다만 확정적 소견이 아니므로, 어디까지나 참고하는 수준이다라고 생각하는 것이 바람직합니다.

중독발진은 각각의 질환마다 특이적인 소견이 없으므로 피부발진의 형태나 분포로 진단하는 것은 어렵다고 생각해야 합니다. 교과서를 읽다보면, 피부발진의 특징을 자세히 관찰하면 반드시 진단에 도달할 수 있다는 환상을 심어 준다는 느낌을 자주 받습니다. 그러나 중독발진에서는 피부발진으로부터 얻을 수 있는 정보가 그리 많지 않은 것이 현실입니다. 그림 3-15와 같이 원인이 달라도 피부병변의 임상양상

---

5 역자주: 원문에서는 세팅(setting)이라는 용어를 사용했지만, 어색한 영어표현이라는 판단이 들어, 맥락으로 번역했다.

은 유사하여 구별하기가 어렵습니다.

우리 피부과 의사들은 다른 과 의사들로부터, 피부병변만 보면 진단할 수 있을 것이라는 기대와 함께 중독발진에 대한 의뢰를 많이 받습니다. 그러나 내인성 피부발진이라는 사실 정도만 파악되는 경우가 많아 유감스럽게도 기대에 못 미치게 되는 경우가 많은 게 현실입니다.

과연 발열 등의 동반증상으로 감별할 수는 없을까요?

발열을 동반한 피부발진 환자의 원인질환을 조사한 문헌을 소개합니다(표 3-4)[5].

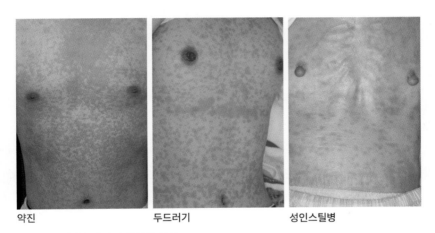

| 약진 | 두드러기 | 성인스틸병 |

그림 3-15 원인은 달라도 양상은 유사

표 3-4 발열을 동반한 피부발진의 원인 질환

감염증	49%
비감염증	41%
불명	10%

감염증을 자세히 살펴보면, 세균 감염증 39%, 바이러스 감염증 61%로 바이러스 감염증이 더 많습니다. 비감염증에는 약진과 결합조직질환이 포함되어 있습니다.

감염증과 비감염증의 비율은 감염증이 약간 더 많은 정도이므로, 발열 여부로 감염증인지 비감염증인지를 감별하기는 어려운 것으로 생각됩니다. 또 진단이 안 된 증례도 10%나 있어, 진단의 어려움을 보여줍니다.

다른 동반증상은 어떨까요?

예를 들어 홍역, 풍진, 전염성단핵구증 등의 바이러스 감염증에서는 경부 림프절이 붓는 것은 바이러스의 증식을 보여주는 특징적 소견으로 언급됩니다. 또한 구강 점막 증상이나 결막염 유무가 감별포인트로 언급되기도 합니다. 이들 증상의 빈도를 살펴보겠습니다(표 3-5).

표 3-5 발열을 동반한 피부발진 동반증상

동반증상	감염증	비감염증
림프절 종창	44%	28%
점막 증상	26%	25%
결막염	30%	5%
가려움	40%	38%

모두 결정적인 감별소견은 아닌 것으로 보입니다. 또 감염증에서 가려움증이 적다는 속설도 있지만, 감염증에서 40%, 비감염증에서 38%로 나타나 이것 또한 크게 참고할 만한 것이 아닙니다. 이렇듯 동반증상에 의한 감별은 어려울 것 같습니다.

3.2 　맥락(context)을 고려하자

이어서 감별의 우선순위를 생각해 보겠습니다. 제2부에서 설명했듯이 빈도와 중증도(=중요도)의 축으로 분류해 보겠습니다.

약진, 감염증, 결합조직질환 등 모두 생명 예후와 관련이 있을 수 있어 중증도가 높은 질환입니다. 빈도에 대해서는 어떨까요? 감염증의 빈도가 다소 높을 수 있지만, 대체로 비슷합니다. 표피의 병변과 비교해 감별진단에 명확한 순위를 매길 수 없는 점도 중독발진 진료가 어려운 이유입니다(그림 3-16).

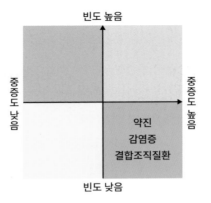

빈도 높음

중증도 낮음

중증도 높음

약진
감염증
결합조직질환

빈도 낮음

그림 3-16 약진, 감염증, 결합조직질환의 중증도, 빈도

여기서 필요한 것이 맥락(context)[6]에 대한 개념입니다.

자신이 어떤 임상 상황에 있는지 깨닫는 것이 매우 중요합니다. 클리닉인지, 급성기 병원인지, 만성기 병원인지 등 진료 장소에 따라 고려할 질환, 해야 할 검사, 치료 내용 등은 크게 달라집니다. 내과의사분들은 이 점을 매우 절실하게 느끼고 계실 것입니다.

예를 들어 내과 외래와 응급실에서는 떠올려야 할 감별질환이 완전히 다를 것입니다. 이러한 진료의 장소·틀(framework)을 맥락(context)이라는 단어로 표현했습니다.

맥락 = 진료 장소

내과의사가 발열 환자를 진찰하는 경우를 생각해 보겠습니다. 발열을 보이는 질환은 다양합니다. 그런데 입원 환자의 발열처럼 상황이 제한된다면, 감별 질환은 크게 줄어듭니다. 「오랜 기간 병원에 입원해 있던 환자가 갑자기 열이 났었는데 나중에 보니 말라리아였다」와 같은 경우는 거의 없다 해도 좋을 것입니다. 감염증의 경

---

6 역자주: 마치 단어의 의미가 맥락에 따라 달라지듯이, 진단의 우선순위라는 것도 어떤 상황(=맥락)에서 환자를 만나는지에 따라 달라지기 때문에 '맥락'이라는 단어로 번역하였다.

우 폐렴, 요로감염 외에, *Clostridium difficile*장염, 카테터 관련 감염 등이 감별대상에 포함됩니다. 감염질환이 아니라면 약제열 등이 감별대상이 될 것 같습니다[6]. 내과의사 선생님들께 친근한 예를 들자면, 폐렴의 치료 가이드라인은 진료상황에 따라 지역사회 폐렴과 원내 폐렴으로 나뉘기도 합니다.

마찬가지로 중독발진 진료에서도 맥락(진료상황)을 고려하는 것은 유용합니다. 예를 들면 수련의가 마주치는 중독발진은 내과 질환으로 입원 중인 환자에게 발생하는 경우가 많을 것입니다. 치료를 위해 새로운 약을 사용하기 시작한 경우가 대부분이며, 입원 후 바이러스에 감염되거나 결합조직질환이 발생할 가능성은 낮습니다. 그렇다면 약진 가능성이 매우 높은 것으로 생각됩니다(그림 3-17).

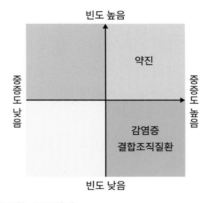

그림 3-17 원내에서 마주치는 중독발진

반면 외래 환자가 중독발진일 경우 다양한 질환을 고려해야 합니다.

이를 폐렴 가이드라인처럼 지역사회 중독발진과 원내 중독발진으로 분류해 생각해 볼 수도 있습니다.

- 지역사회 중독발진 → 다양한 감별이 필요
- 원내 중독발진 → 대부분 약진

기타 만성기 병원이나 고령자 시설이라는 맥락에서는, 물집유사천포창도 중요합니다. 이에 대해서는 별도의 컬럼((→133p)에서 자세히 설명하겠습니다.

중독발진은 임상양상만으로 감별하기 어렵기 때문에 이처럼 먼저 맥락을 먼저 따져 보는 것이 중요한 것입니다. 이 책의 독자가 만날 중독발진은 대부분 원내 중독발진에 해당하지 않을까 생각됩니다. 따라서 약진을 우선적으로 고려해도 좋을 것입니다(그림 3-18).

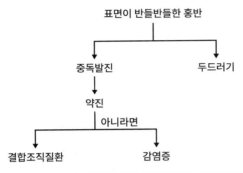

그림 3-18 원내에서 볼 수 있는 표면이 반들반들한 홍반의 진단 플로우차트

바이러스 감염증 진단은 어렵다.

다양한 바이러스가 중독발진을 일으킵니다(표 3-6)[7]. 그래서 확진이 쉽지 않습니다.

표 3-6 중독발진을 유발하는 바이러스

① 대부분의 증례에서 피부발진을 유발하는 바이러스
홍역, 풍진, 파르보바이러스B19
② 피부발진을 유발할 수도 있는 바이러스
엡스타인바바이러스, 사이토메갈로바이러스, HHV-6, HHV-7, HIV, 엔테로바이러스
③ 피부발진을 유발하지 않는 바이러스
인플루엔자, 로타바이러스, 간염 A, B, C

　　예를 들어 엔테로바이러스는 손발에 특징적인 수포를 형성하는 수족구병이 유명하지만, 일부는 중독발진을 나타내기도 합니다(에코바이러스 16형에 의한 것은 Boston exanthem이라고 부릅니다[8]. 엔테로바이러스는 약 70종류가 존재하고 있어 원인을 밝혀내기가 어렵습니다).

　　세균 감염증의 경우, 배양검사로 원인균을 규명할 수 있지만 바이러스의 배양은 일상 수준에서는 불가능하여, 수많은 종류 중에서 원인 바이러스를 예상하고 추려낸 후 항체 검사를 실시해야 합니다.

　　게다가 바이러스 항체 검사는 보험급여 상 2개 항목만 산정할 수 있으며[7], 보험적용이 안 되는 경우도 많기 때문에 임상현장에서는 확진이 어려운 경우가 많은 게 현실입니다. 현실적으로는 홍역이나 풍진 등 법정감염병을 확실히 배제하는 것이 현실적인 1차 목표일 수도 있습니다.

7　역자주: 국내에서는 급여기준 등이 일본과는 상이하다.

약진과 중독발진

 중독발진 감별진단에서 가장 중요한 것은 약진이야. 초보자는 먼저 약진에 대해 제대로 공부해야 하네.

 지금까지는 「약을 사용해 피부발진이 발생하면 약진」이라는 막연한 생각을 했는데 중독발진에 대한 개념을 공부하면서 머릿속이 상당히 정리된 것 같습니다.

 그래. 그럼 어떻게 약진을 진단해야 할까?

 그것이 저도 궁금했던 것입니다. 약진인지 아닌지 피부과 선생님에게 상담하면 대개 「약진일 수 있어요」라는 답변이 옵니다. 좀 더 명확한 답을 원하지만….

 약진의 진단법을 알게 되면, 그 이유도 알 수 있을 거야.

4.1 약진의 발생기전

병원내에서 발생하는 중독발진의 대부분은 약진이라고 설명했습니다. 또 지역사회에서 발생하는 중독발진에서도 우선 약진을 감별하는 것이 중요합니다. 여기에서는 약진에 대해 자세히 살펴보겠습니다.

약물에 의한 중독발진은 어떤 기전으로 일어나는 걸까요?

약진의 발생기전은 아직 잘 알려져 있지 않지만, 일반적으로는 약물에 민감해진 T세포에 의한 지연형 과민반응 의해서 일어나는 것으로 생각됩니다.

약물에 대해 민감성이 있는 환자의 체내로 들어온 약물은, 먼저 펩타이드[8]로 분해된 후 혈류를 타고 피부에 도달합니다. 피부의 혈관 분포를 자세히 살펴보겠습니다(그림 3-19). 진피 상층의 세정맥은 피부로 이동하는 염증세포의 출입이 일어나는

---

8 역자주: 일반적으로 약물은 화합물로서 분해되도 펩타이드가 되지는 않는다. 생체내에서 약물이나 약물의 대사산물 중 약진의 원인이 되는 물질은 알부민 등 생체내 단백질과 결합하는데 그것이 분해되면, 이 책에서 언급하는 펩타이드 혹은 약제-펩타이드 복합체가 생성된다.

장소이며, 혈관 바깥에는 항원제시세포(수지상세포 등)가 존재하고 있습니다[9].

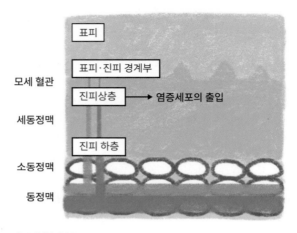

그림 3-19 피부의 혈관 분포

　이 세정맥에서 약제-펩타이드 복합체는 항원제시세포에 탐식된 뒤 항원으로 제시되고, 그에 반응하는 약물 특이적인 T세포가 활성화됩니다. 그 자리에서 약물 특이적 면역반응이 유발되어 피부발진을 형성한다고 생각하면 이해하기 쉬울 것입니다(그림 3-20). 이 반응은 진피에서 일어나기 때문에 피부발진의 표면은 반들반들합니다(그림 3-21).

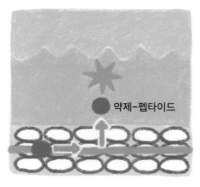

그림 3-20 약진에서 피부발진의 발생 과정

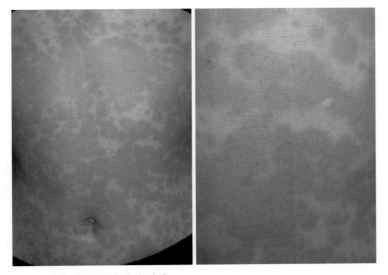

그림 3-21 표면이 반들반들한 홍반(약진)

피부에 존재하는 약제-펩타이드 복합체에 대해 면역반응이 일어난다는 앞서 제시된 설명과는 좀 다른 견해가 최근 제시되어 많은 사람들의 지지를 받고 있습니다. 즉, 피부에서 국소적으로 일어나는 면역반응이 아닌 약물에 대한 전신성 면역반응으로 피부발진이 발생한다는 것입니다[10]. 약물로 인해 T세포가 활성화되면 여러 사이토카인을 만들어 냅니다. 이것에 의해 피부 세정맥의 혈관 내피세포에 세포 부착분자(E-셀렉틴 등)가 발현되면, 각 부착분자에 대응하는 분자를 세포표면에 갖고 있는 염증세포(CLA [cutaneous lymphocyte-associated antigen][9]를 발현한 림프구 등)가 피부로 이동합니다. 이 가설에 따른다면, 피부에는 면역반응을 유발하는 약물 항원은 존재하지 않고, 전신성 염증반응의 부산물로 피부발진이 생긴다는 것입니다. 이 경우에도 어쨌든 내적 요인에 의한 피부발진임은 확실합니다.

9 역자주: 피부로 이동한 림프구에서 공통적으로 발견되는 항원 분자로 세포표면에 위치한다.

중독발진을 만났을 때, 어떤 검사를 실시해야 할까요? 약진 등의 지연형 과민반응을 진단하기 위한 검사에는 ① 재투여 시험, ② 첩포검사(patch test), ③ 약물 유발성 림프구 자극시험 등, 3종류가 있습니다(표 3-7).

표 3-7 지연형 알레르기 검사

① 재투여 시험
② 첩포검사
③ 약물 유발성 림프구 자극시험(DLST)

이 중에서 가장 신뢰성이 높은 것은 ① 재투여 시험이지만, 심각한 약진의 증상을 다시 유발할 위험이 있기 때문에 실제 시행되는 경우는 적습니다.

② 첩포검사는 비교적 안전성은 높지만, 피부발진이 없는 환자의 피부에 시행하는 검사이기 때문에 피부발진이 발생한 시점에서는 시행할 수 없으며 양성률이 30~50%로 낮은 점이 문제입니다[11].

③ 림프구 자극시험은, 영어로는 drug-induced lymphocyte stimulation test라고 하며 보통은 그 약자를 써서 DLST라고 부릅니다. 환자의 혈액을 이용한 검사이므로 안전하며, 피부발진이 있는 상태에서도 진행할 수 있습니다.

DLST는 환자의 말초혈액 림프구를 약물과 함께 배양하여 약물에 감작된 림프구의 증식 정도를 측정하는 검사입니다(그림 3-22). 그러나 결과보고까지 2주 정도 걸리기 때문에 종종 치료종료 후에 결과를 알게 된다는 것이 문제입니다. 게다가 약진에서 DLST양성 비율은 약 40% 정도로 알려져 있어 뭔가 많이 놓친다는 느낌을 줍니다[12].

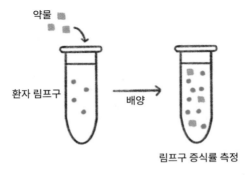

약물

환자 림프구

배양

림프구 증식률 측정

그림 3-22 DLST

또한 NSAID 등 일부 약제에서는 비특이적인 자극에 의해서 림프구 증식이 일어나면서 위(僞)양성 반응이 일어나기 쉽다는 이야기도 있습니다(표 3-8)[13].

표 3-8 DLST에서 위양성 반응이 나오기 쉬운 약제

- NSAID
- MTX
- TS-1*

* 역자주: 항대사성 항암제로 경구투약이 가능

위양성 및 위음성 모두 있을 수 있으므로 결과 판정이 매우 어려워서, 참고하는 정도로만 삼을 수밖에 없는 것이 현재 상황입니다. 요컨대 약진을 명확하게 감별할 수 있는 검사란 존재하지 않습니다.

4.3 약물복용력(약물이력)을 확인하자

그럼 약진을 어떻게 감별해 가야 할까요? 진단에 가장 유용한 것은 약물복용력입니다.

구체적으로는 약물 섭취 시기와 증상 출현 시기 사이의 시간 관계를 확인합니다. 약물에 대한 감작이 일어나기까지는 일반적으로 4~21일 정도 소요됩니다. 따라서

일반적인 약진은 투여 시작 후 4일 이후에 발병하는 경우가 많습니다. 즉, 약물 투여 후 3일 이내에 발병하는 경우 약진 가능성은 낮다고 생각할 수 있습니다.

다만 과거 약물 사용이력이 있어 이미 약물에 감작된 경우에는, 복용 후 3일 이내에 증상이 나타납니다(그림 3-23). 여러 약물을 사용할 경우에는 의심약물을 1개로 좁히기 어려운 경우가 많으므로, 과거 1개월 이내에 시작한 약물은 모두 파악해 두는 것이 좋습니다. 그 밖에도 건강기능식품이나 영양보충제가 원인이 될 수도 있으므로 이들의 섭취이력도 확인해야 합니다.

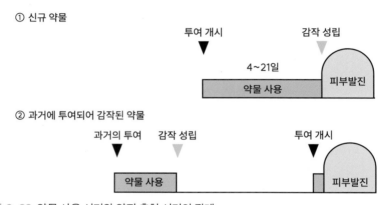

그림 3-23 약물 사용 시기와 약진 출현 시기의 관계

또한 놓치기 쉬운 것이 조영제의 사용여부입니다. 조영제의 경우, 사용 후 체내에 잔류하는 소량의 약물로 인해 감작이 되는 것으로 추측됩니다[15]. 따라서 조영검사를 받고 5~6일 경과 후에 피부발진이 출현하는 경우가 많은 것 같습니다(표 3-9)[16].

따라서 과거 조영 CT 검사 등을 받은 적이 있는지 여부를 확인하는 것도 중요합니다. 의심해 볼 만한 약물이 전혀 존재하지 않는다면 약진의 가능성은 배제할 수 있습니다.

또, 약진이 의심되지만 원인 약물을 좁히지 못한 경우에는, 기존의 약진에 대한 문헌보고를 참고할 수 있습니다. 약진의 원인 약물로는 항생제나 항경련제, 소염진통제에 의한 보고가 많습니다(표 3-10)[17]. 보고가 많은 이유가 다빈도 처방약이기 때문일 수 있으므로 주의가 필요하지만, 이들 약물을 사용하고 있는 경우 원인으로 의심해 보는 것이 좋습니다.

표 3-9 조영제의 약진이 출현할 때까지의 기간

1~2일	35%
3~4일	6%
5~6일	43%
7일 이후	16%

표 3-10 약진의 원인 약물

① 항생제	43%
② 항경련제	22%
③ 소염진통제	18%

약진을 확정할 수 있는 검사는 존재하지 않으므로 이러한 상황증거로 진료를 진행하게 됩니다. 현장에서는 약물복용력을 참고하여 「약진 의심」이라 진단하고 있습니다.

우리 피부과 의사들은 다른과 전문의로부터 「약진일까요?」라고 질문 받는 경우가 종종 있습니다. 그러나 「모르겠습니다」라고 대답할 수밖에 없습니다. 또 「원인 약물이 무엇인지 알려 주세요」라는 의뢰를 받는 경우도 많은데, 이 또한 꽤 어렵습니다.

그러다 보니 다른과 의사들로부터 이런 의견을 받기도 합니다.

"「약진인가요?」라고 피부과의사에게 물어도 「약진의 가능성을 배제할 수 없습니다」같은 애매한 대답만 들을 수 있다. 프로라면 좀 더 분명한 대답을 줘야 한다."

듣기 거북한 말씀이지만, 그것이 현실입니다. 이러한 상황이기 때문에 맥락이 매우 중요한 정보가 되는 것입니다. 예를 들어 입원환자에서 새로 약을 사용한 후 발생한 중독발진이라면 「약진 가능성이 높습니다」라고 대답할 수 있습니다.

4.4 약진 치료와 중증 약진

약진을 치료할 때 중증 약진 개념을 이해하고 있는 것이 중요합니다. 보통 약진은 원인 약물을 중지하면 1주일 정도면 자연소실됩니다[18]. 그런데 일부 약진은 자연소실되지 않고 스테로이드의 전신 투여가 필요하며, 이를 중증 약진이라고 부릅니다[10]. 즉 약진 진료에서 가장 중요한 것은, 경증 약진과 중증 약진의 감별입니다.

과거 보고에 따르면 약진의 80%는 경증이고, 20% 정도가 전신 스테로이드의 투여가 필요한 중증이었다고 합니다(표 3-11)[19].

표 3-11 약진의 종류와 특성

- 경증 약진(80%) – 약제 중지로 자연소실
- 중증 약진 (20%) – 전신 스테로이드 투여 필요

그렇다면 경증 약진과 중증 약진의 차이점은 무엇일까요? 여러 가지 차이점이 있는데, 먼저 병리소견에 초점을 맞춰 설명하고자 합니다.

병리소견을 보면 경증에서는 염증이 진피에 머물러 있지만, 중증에서는 염증이 표피까지 파급됩니다(그림 3-24). 이들은 각각 「진피 홍반형」과 「표피 홍반형」으로 불립니다[20].

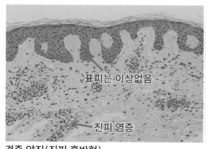 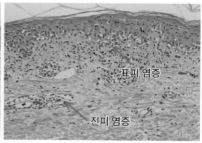

경증 약진(진피 홍반형)　　　　중증 약진

그림 3-24 약진의 병리조직상

- 진피 홍반형 : 진피에 국한된 염증
- 표피 홍반형 : 진피 + 표피의 염증

중독발진은 일반적으로 표면이 반들반들하고 매끈한 진피 병변이지만, 표피까지

10 역자주: 통상적으로 스테로이드 사용의 필요성으로 중증 약진을 정의하지는 않는다. 생명을 위협할 수 있는 부작용(예를 들어, 간기능부전)이 일어나거나 태아의 결함을 유발하는 경우, 혹은 지속적이고가 중대한 장애를 초래하거나 치료를 위해 입원이 필요한 경우를 중증 약진이라고 한다.

병변이 퍼진 것이 중증이라고 생각할 수 있습니다.

피부에 침윤하는 T세포의 종류에 따라 염증이 표피로 확대될지의 여부가 결정되는 것으로 생각됩니다. T세포의 침윤을 자세히 조사한 보고에 의하면 경증 약진은 CD4 양성이 많고, 중증 약진은 CD8 양성이 많다고 합니다[21].

그런데 진피 홍반형과 표피 홍반형의 차이는 피부병변의 양상만 보고는 쉽게 구별하기 어려운 난점이 있습니다. 제2부에서 설명했듯이 표피의 염증은 결국은 피부 표면에 반영되지만, 초기 단계에서는 표피의 변화가 명확하지 않을 수 있습니다(그림 3-25).

따라서 피부발진의 특징이 아닌 동반증상 유무에 주목하는 것이 중요합니다. 대표적인 중증 약진인 스티븐스존슨증후군(Stevens-Johnson syndrome, SJS)에 대해 이야기해 보고자 합니다.

그림 3-26에서 중증 약진은 어느 쪽일까요?

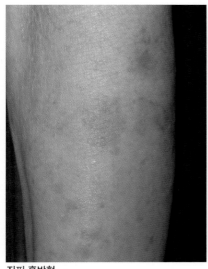
진피 홍반형

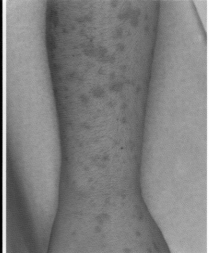
표피 홍반형

그림 3-25 외관상의 차이는 거의 없다.

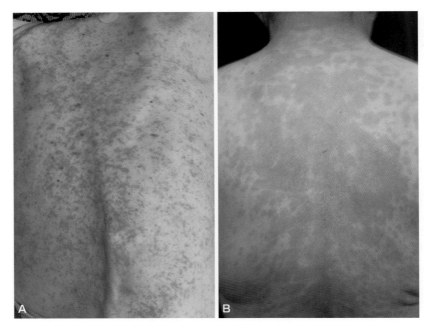

그림 3-26 어느 쪽이 스티븐스존슨증후군(SJS)?

언뜻 보면 B의 발진 범위가 더 넓어 중증으로 보일 수 있지만, B는 경증 약진이고 A가 중증 약진이었습니다. 중증이라고 하면 「심한 피부증상」이라는 선입견이 있을 수 있지만, 피부발진의 넓이는 스티븐스존슨증후군(SJS)을 경증 약진과 구분하여 진단함에 있어 크게 중요하지 않습니다(표 3-12).

표 3-12 스티븐스존슨증후군 진단기준

① 발열
② 점막병변
③ 미란[11]은 체표면적의 10% 미만

③번의 체표면적에 대한 기준은 사실상 중독성표피괴사증(toxic epidermal necrolysis, TEN)과 감별하기 위한 항목이므로 기본적으로는 ①과 ②가 진단을 위해 중요한 소견입니다. 즉 중증을 구분하는 기준은 발열과 점막병변이 동반되는지의

11 역자주: 여기서는 피부가 벗겨지는 것을 의미한다.

여부입니다. A는 구강 점막병변(그림 3-27)을 동반하여 스티븐스존슨증후군 진단을 받았습니다.

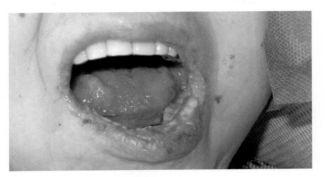

그림 3-27 스티븐스존슨증후군(SJS)의 점막병변

그러므로 약진이 의심될 때는 먼저 발열과 점막병변이 있는지 확인합니다. 스티븐스존슨증후군의 경우 적절한 치료가 이루어지지 않으면 TEN으로 진행하게 됩니다[12]. 표피의 염증이 심해지면 표피세포가 괴사하여 피부나 점막이 벗겨지게 됩니다(그림 3-28). 피부표면이 반들반들하던 진피의 염증이었던 홍반이 표피까지 퍼진 염증으로 인해 피부 표면의 변화까지 일으킨 상태가 TEN입니다(그림 3-29).

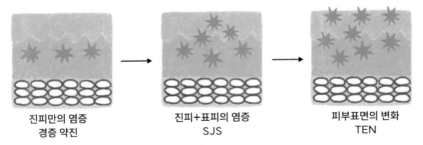

진피만의 염증
경증 약진

진피+표피의 염증
SJS

피부표면의 변화
TEN

그림 3-28 경증 약진, SJS, TEN의 병소 부위

---

12 역자주: 이것은 한 가지 견해이고, SJS와 TEN은 별개의 질환으로 어떤 중증 약진이 SJS 혹은 TEN으로 진행될지는 애초부터 정해져 있다는 다른 견해도 있다.

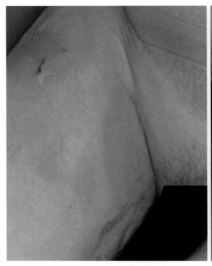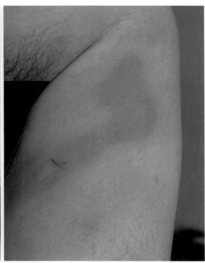

그림 3-29 중독성표피괴사증(TEN)

스티븐스존슨증후군의 사망률은 1~5%로 알려져 있지만, TEN으로 진행하면 사망률이 25~35%로 크게 상승합니다[22]. 피부병변이 발생하는 날부터 피부과 진료를 받는 날까지의

표 3-13 생사 여부에 따른 TEN 발병부터 피부과 진료까지의 일수

	진료까지의 일수
생존그룹	5.4일
사망그룹	13.5일

날짜수와 사망률이 상관관계가 있다는 보고도 있으므로 중증 약진을 놓치지 말고 신속하게 피부과 진료를 받을 수 있도록 하는 것이 중요합니다(표 3-13)[23].

약진 진료의 흐름을 정리합니다.

중독발진을 볼 때 먼저 약진을 의심하고 약물복용력을 확인합니다. 의심스러운 약물이 있을 경우 중지하십시오. 동반 증상이 없다면 경증 약진이므로 그대로 경과를 지켜보는 것이 좋습니다. 그러나 발열이나 점막병변 등의 동반 증상이 있을 때는 신속하게 전신 스테로이드 투여를 시작해야 합니다(그림 3-30).

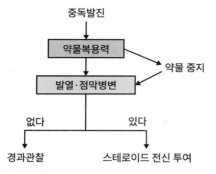

그림 3-30 약진의 진단 플로우차트

4.5 증례

이제 증례를 보겠습니다. 지금까지의 내용을 복습하고 싶은 분들은 증례 문제를 풀어 보십시오. 증례 3-2, 3-3의 피부발진은 하루 이상 지속되며 발열은 없습니다.

증례 3-2 69세, 여성

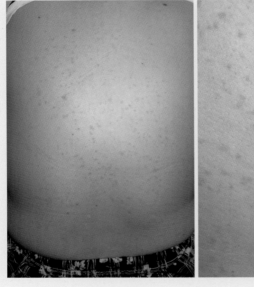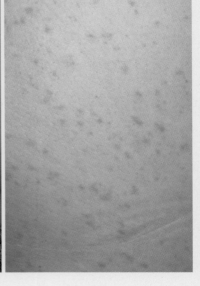

Q1 : 먼저 확인해야 할 포인트는 어디인가?

Q2 : 감별진단은?

Q3 : 다음으로 확인할 것은?

Q4 : 감별진단은?

Q5 : 다음으로 확인할 것은?

Q6 : 진단은?

그럼 증례를 살펴보자.

증례 3-1(→97p)과 비슷한 피부발진이군요.

그렇지. 우선 살펴봐야 할 포인트는 뭘까?

홍반이라 피부표면의 변화양상에 주목합니다. 표면이 반들반들하고 매끈합니다.

다음으로 고려해야 할 것은?

두드러기인지 중독발진인지 감별하기 위해 피부발진의 지속시간을 확인합니다.

하루 이상 지속되고 있는 것 같군.

그렇다면 중독발진이군요.

증례 3-1과 비교해 보면, 외형으로 두드러기와 중독발진을 구별하는 건 어렵다는 것을 알 수 있을 것이네. 그럼 중독발진의 감별진단에는 어떤 것이 있을까?

약진, 감염증, 결합조직질환 같은 세 가지 질환을 생각하셨겠군요.

맞아. 그런데 이들 질환을 확실히 진단할 수 있는 검사는 존재하지 않아. 그것이 중독발진 진단의 어려움이지.

그럼 어떻게 하면 좋을까요?

가장 빈도가 높은 것은 약진이니까, 우선 약진부터 생각하는 게 좋겠지.

약진 진단검사도 없나요?

그렇지. 약진을 명확하게 진단할 수 있는 검사는 없네. 그러다 보니 먼저 약물복용력을 확인하는 것이 중요하지.

약력

○월 5일 아나스트로졸, 파르보시클립(유방암 치료제) 개시
○월 21일 아데닌, 세파란틴(백혈구감소증 치료제) 개시
○월 21일 밤부터 피부발진 출현

아데닌과 세팔란틴을 개시한 후부터 피부발진이 나타나서 주치의가 이 약물들에 의한 약진을 의심하여 중단한 것 같군.

확실히 병력상, 아데닌과 세팔란틴이 수상하군요.

정말 그럴까?

네…?

중독발진형 약진은 지연형 과민반응에 의해 발생해. 약물에 감작된 T세포에 의한 알레르기반응이네. 즉 감작이 성립되기까지는 어느 정도 기간이 필요해. 대략 4~21일 정도 걸리는 것으로 알려져 있지. 이전에 투여된 적이 없다면 아데닌과 세팔란틴은 아직 감작이 성립되지 않은 것 같아.

아, 그렇다면 아나스트로졸과 파르보시클립쪽 가능성이 높아 보이는군요.

약 2주 전부터 투여가 시작되었으니 마침 감작이 성립될 수 있는 시기군. 가장 의심스러운 것은 아나스트로졸 또는 파르보시클립에 의한 약진이네. 주치의에게 이 약물들을 중단해 달라고 요청했네. 그리고 발열이 없는지 확인도 필요하지. 이 증례는 발열은 없었는데 열에 대해서는 다음 증례에서 설명하지.

그 후의 경과는 어땠습니까?

약 일주일 만에 피부발진이 사라졌다네.

약진이라고 하면, 약 시작 직후에 발생한다는 고정관념이 맹점이었습니다.

약물이력은 시작한 직후의 약뿐만 아니라 몇 주 정도 거슬러 올라가 조사해야 하네.

A1 : 피부발진 표면의 특징

A2 : 두드러기, 중독발진

A3 : 피부발진 지속시간

A4 : 약진, 감염증, 결합조직질환

A5 : 약물복용력, 발열

A6 : 약진

해설동영상

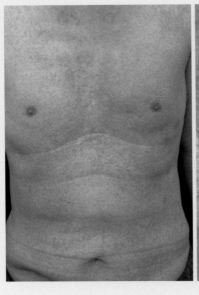 

Q1 : 먼저 살펴봐야 할 포인트는 어디일까?

Q2 : 감별진단은?

Q3 : 다음으로 확인할 것은?

Q4 : 감별진단은?

Q5 : 다음으로 확인할 것은?

Q6 : 진단은?

약물이력

- 발사르탄(혈압약)
- 암로디핀베실산염(혈압약)
- 트리클로르메티아지드(혈압약)

모두 몇 년 전부터 복용하고 있다.

해답&해설

 이 증례는 신체의 꽤 넓은 범위에 홍반이 있는 것 같군.

 우선 피부 표면은 반들반들한 것 같습니다. 진피 병변이군요. 지속시간은 어떻습니까?

 하루 이상 지속된 것 같네.

 그럼 중독발진이군요. 약진, 감염증, 결합조직질환일 가능성도 있지만, 빈도가 높은 약진을 먼저 생각합니다. 약물이력은 어떻습니까?

 이미 익숙해진 모양이네. 약물이력을 보고 어떤 생각이 드나?

 분명 약진은 약물 복용을 시작 후 4~21일 정도에 출현하는 경우가 많았어요. 몇 년 전부터 복용하고 있다면 가능성은 낮을까요?

 글쎄, 약진 가능성은 높지 않을 것 같네. 드물게 약을 먹고 나서 몇 년이 지난 후에도 약진이 나타날 수 있으니까 가능성이 전혀 없지는 않지만.

 그렇다면 감염병이나 결합조직질환을 고려해야겠군요.

 잠깐만 기다려 보게. 더 확인해 볼 사항은 없을까?

 음…….

 조영제 사용 기록에 대한 확인이 필요하다네.

 아, 조영제 약진일 수도 있군요.

 이 환자는 5일 전에 조영 CT검사를 받았네. 조영제 사용이력은 약물수첩[13]에 기록되지 않기 때문에 간과하기 쉽지.

---

13 역자주: 일본에서는 환자가 약국에서 약을 처방받으면 스티커 형식으로 된 처방정보를 주는데, 이것을 붙여 모아 두어 환자의 약물복용력을 한 눈에 파악할 수 있게 하는 것이 여기서 말하는 약물수첩(お薬手帳)이다.

적극적인 병력청취를 통해 정보수집을 하지 않으면 모르겠군요.

 이 환자는 조영제에 의한 약진으로 진단되어 대증요법만으로 치유되었지.

 조영제 알레르기라고 하면 투여 직후에 발생한다는 인상이 있습니다.

 그것은 즉시형 과민반응에 의한 알레르기이네, 모두 아나필락시스 같은 즉시형 과민반응에 주의하고 있지만, 지연형 과민반응에 의한 알레르기인 약진에 대해서는 무심코 넘어가는 경우가 많아. 그러다 보니 조영제를 사용한 후 며칠 후에 피부발진이 발생해도 원인이 조영제라곤 생각하지 못해.

 그런데 대증요법만으로 치료할 수 있는 건가요?

 약진은 대증요법만으로 낫는 경증 약진과 전신 스테로이드 사용이 필요한 중증 약진, 두 가지 유형이 있지. 중증 약진의 대표적인 예는 스티븐스존슨증후군(Stevens-Johnson syndrome, SJS)이야. 이 증례는 경증 약진이므로 대증요법이 좋을 것 같아.

 피부발진 범위가 넓어 중증처럼 보입니다만….

 착각하기 쉽지만, 중증 약진 여부는 피부 증상으로 구분하지 않는다네. 이런 피부발진을 보면 놀랄 줄은 알지만.

 그렇군요.

 SJS의 진단기준은 발열과 점막병변의 존재 여부야. 이 증례는 발열도 점막병변도 없었으니 경증 약진이네. 약진 진단에는 동반증상의 확인이 중요하지. 처음에는 경증이더라도 나중에 중증으로 악화될 수 있으니 방심은 금물이지만.

A1 : 피부발진 표면의 특징

A2 : 두드러기, 중독발진

A3 : 피부발진 지속시간

A4 : 약진, 감염증, 결합조직질환

A5 : 약물복용력, 발열

A6 : 약진

해설동영상

5 중독발진의 진단 플로우차트

 약진에 대해 이해했다면, 중독발진 진단 절차에 대해 생각해 볼까?

 약진만으로도 힘든데 감염증과 결합조직질환까지 감별해야 하는군요…….

 그렇네. 약진을 확실하게 진단할 수 있는 검사가 없다고 설명했지만, 감염증과 결합조직질환도 확실히 진단할 수 있는 검사가 늘 있는 것은 아니야. 중요한 것은 바로 진단이 되지 않는 경우, 꼼꼼하게 경과를 관찰해 가는 것이지.

 아무것도 하지 않고 경과를 지켜보는 것은 불안합니다.

 진단 과정이 제대로 진행되고 있는지 확인하려면, 어느 정도 경과를 예상하는 힘이 필요하네. 우선 중독발진이 어떤 경과를 거치는지 살펴보고 거기에서 진단의 흐름을 정리해 보겠네.

5.1 중독발진 진단의 흐름

중독발진에는 다양한 감별질환이 있습니다(표 3-2→85p). 그러나 명쾌하게(clear-cut) 진단할 수 있는 임상증상이나 검사가 존재하지 않기 때문에 매우 고민스럽습니다. 지금까지의 내용을 바탕으로 중독발진 환자를 만나면 어떻게 접근해 나갈지 생각해 보겠습니다. 임상 소견만으로 감별하는 것은 상당히 어렵기 때문에 필연적으로 진단적 치료(therapeutic trial)의 비중이 커집니다. 중독발진의 치료는 대략 3가지가 있습니다(표 3-14).

표 3-14 중독발진의 치료법

① 대증요법만
② 항균제
③ 전신 스테로이드 투약

우선 약진은 약물 중단으로 자연치유되는 경증인 경우와 전신 스테로이드 투여가 필요한 중증인 경우로 구분됩니다. 감염증의 경우 세균 감염증에는 항생제를 투여하고, 항바이러스제가 존재하지 않는 바이러스 감염증은 수액, 영양 보충, 안정 등의 대증요법만으로 자연치유됩니다. 결합조직질환은 질환의 종양에 따라 다르지만, 일반적으로 전신 스테로이드 투여가 필요한 것으로 생각할 수 있습니다(그림 3-31).

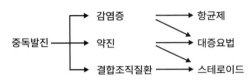

그림 3-31 중독발진의 치료

이상을 바탕으로 중독발진의 진료과정을 정리해 봅시다. 먼저 약물이력이 없는 경우는 감염증과 결합조직질환으로 좁혀집니다. 반면, 약물이력이 있는 경우는 약진을 의심하지만, 감염증, 결합조직질환에 대해서는 약물을 사용하고 있을 수도 있습니다. 따라서 약진, 감염증, 결합조직질환 모두 고려해야 할 수도 있습니다(그림 3-32).

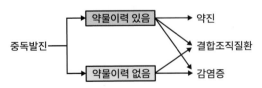

그림 3-32 약물이력 유무에 따른 중독발진의 감별질환

따라서 가장 먼저 해야 할 일은 '약물이력의 확인'입니다. 약물 사용이력이 없으면 진단이 좁혀집니다. 만약 약진(약물발진)의 가능성이 있다면 확진은 할 수 없겠지만 가능하다면, 먼저 의심되는 약물을 중단하는 것이 좋습니다.

이어서 발열 유무를 확인합니다. 중증 약진을 의심할 점막병변이나 발열이 없다면 1~2주 동안의 경과를 추적하여 피부발진이 소실되는지를 관찰해 가는 것이 중요합니다. 약진이라면 치유되고, 별다른 특징이 없는 어떤 바이러스 감염증으로 인한 피부발진일 경우에도 몇 주 이내에 자연적으로 호전될 가능성이 높습니다.

또한 경과를 살피는 동안 홍반 이외의 피부발진이 중간에 나타날 수도 있습니다. 예를 들어 홍반 위에 수포가 발생한다면, 물집유사천포창을 감별대상에 포함시켜야 합니다. 초진 때의 발진은 전체 경과 중에서 극히 초기의 발진만을 보는 것에 불과할 수도 있습니다. 따라서 피부발진의 특징이 경과 중에 어떻게 변화하는지 꼼꼼히 관찰해 가는 것이 중요합니다(그림 3-33).

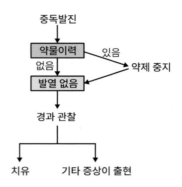

그림 3-33 중독발진의 진료과정(발열이 없는 경우)

발열이 나타난 경우는 어떨까요? 발열은 중증 약진의 진단기준 중 하나일 뿐만 아니라, 피부질환 중증도(중요도)의 지표가 된다는 보고가 있습니다[24]. 그러므로 중독발진을 발열을 동반하는 것과 동반하지 않는 것으로 분류하고 정리해 두는 것은 중요합니다(그림 3-34).

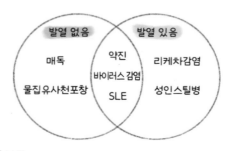

그림 3-34 중독발진 분류

약진과 바이러스 감염증은 발열이 있는 경우와 없는 경우가 있습니다. 그 외의 감염증에서는 리케차 감염증은 발열을 동반하고, 매독은 발열이 없는 경우가 많을 것입니다. 결합조직질환에서는 성인스틸병은 발열이 있고 물집유사천포창은 발열이 없습니다.

이상과 같이 발열이 있는 경우에는 더욱 정밀한 검사가 필요합니다. 중증 약진이 의심된다면 스테로이드의 전신 투여를 시작합니다. 또한 쯔쯔가무시의 가피(es-char)(그림 3-35) 등 분명한 것이 있다면 검사 결과를 기다리지 않고 항생제를 투여합니다. 어느 것도 확실하지 않으면 바이러스 감염증 항체검사를 하면서 성인스틸병 등의 결합조직질환 정밀검사를 진행하는 것이 일반적인 흐름입니다.

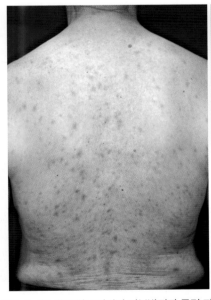
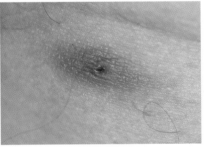

그림 3-35 **쯔쯔가무시병의 피부발진과 물린 자국**
[高橋 健造(타카하시 켄조) : 곤충이나 동물이 매개한 피부질환. 岩月啓氏(이와츠키 케이지) (감수) :
표준피부과학 제11판. p456, 의학서원, 2020 발행)

이상의 진료 흐름을 플로우차트로 요약해 보았습니다. 중독발진은 다뤄야 할 범위가 넓어서 이 플로우차트만으로 모든 것이 명확하다고는 할 수 없지만, 진료의 참고 자료가 될 것입니다(그림 3-36).

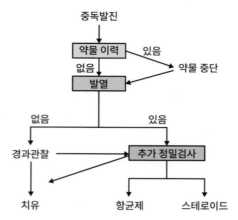

그림 3-36 중독발진의 진료 플로우차트

여기에서는 중독발진 중에서도 특히 놓치기 쉬워서 주의해야 할 두 가지 질환에 대해 설명하겠습니다.

(1) 매독

「grate imitator(위장의 달인)」이라 불리는 매독은 온갖 종류의 피부발진을 일으킵니다. 일부 매독 발진은 중독발진처럼 보이는 것도 있고, 이를 매독성 장미진이라고 부릅니다(그림 3-37).

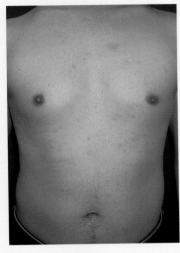

그림 3-37 매독성 장미진(syphilitic roseola)
(松尾光馬(마츠오 미츠마) : 매독 · 宮地良樹(미야치 요시키 (편저) : 제너럴리스트 필수휴대! 이 피부질환의 이 발진. P212, 의학서원, 2019년 발행)

매독은 감염되어도 증상이 없는 시기가 있으며(무증상 매독), 피부발진은 몇 주에서 몇 개월이면 자연적으로 소실되므로 놓치기 쉽습니다. 그러므로 피부발진이 나타났을 때 확실히 진단해야 합니다. 중독발진 진료에서는 매독도 염두에 두고 문진을 시행합시다. 감염 초기에는 항체검사가 음성이라 판단하기 어려울 수 있지만, 기본적으로 의심할 수만 있다면 진단은 어렵지 않습니다.

매독은 1987년 유행 이후 감소되고 있었으나 2013년경부터 증가 추세가 되어 그 이후 급격히 증가하고 있으므로 더욱더 주의가 필요합니다[14].

14 역자주: 우리나라에서도 매독환자가 감소했다가 늘어나는 추세가 확인된 바 있다.

(2) 물집유사천포창

맥락에 대한 언급(→102p)으로 돌아가서, 만성기 병원[15]의 중독발진에는 지금까지 많이 언급되지 않은 중요한 질환이 있습니다. 그것은 70대 이상의 고령자에게서 많이 발생하는 물집유사천포창(유천포창)입니다.

수포가 생기는 병으로 생각하여 진단이 뭐가 어려울까라고 생각하기 쉽지만, 유천포창 초기에는 홍반이 주로 생기고 따라서 중독발진과 구분할 수 없는 증상을 나타냅니다. 그림 3-38의 어느 쪽이 유천포창인지 구분할 수 있을까요?

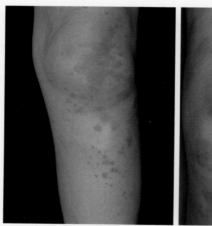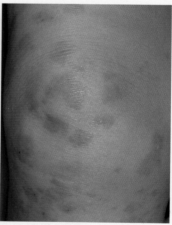

그림 3-38 어느 쪽이 유천포창?

A가 약진, B가 유천포창이지만 거의 구별할 수 없습니다. 유천포창의 36.8%가 홍반으로만 시작되며, 수포가 생기기까지 일정 기간(평균 15.9개월)이 필요합니다[25]. 그래서 고령자에서 발병한 중독발진이라면 수포가 없어도 유천포창을 의심해야 합니다.

유천포창은 고령화에 따라 증가하고 있으며, 지난 10년간 환자 수가 2~5배로 증가하고 있다고 합니다[26]. 실제로 고령자가 많은 만성기 병원이나 노인시설에 진료하러 가면 유천포창 환자가 의외로 많은 것에 놀라게 됩니다.

노인시설의 경우 입소자의 약 1%에서 유천포창을 볼 수 있다는 보고도 있으며[27], 이 질환은 노인 내과분야에 있어서 이미 흔한 질환(common diseases)이라 해도 좋을 것입니다.

환자 수는 앞으로 더 늘어날 가능성이 높아, 피부과 전문의뿐만 아니라 다른과 전문의들도 자주 마주하게 될 것입니다.

---

15 역자주: 요양병원을 생각하면 된다.

5.2 증례

아래 증례를 보겠습니다. 지금까지의 내용을 복습하고 싶은 분은 증례 문제를 풀어 보십시오. 이 증례의 피부발진은 하루 이상 지속되고 있고 약물이력 없이 발열이 동반되고 있습니다.

증례 3-4 28세, 여성

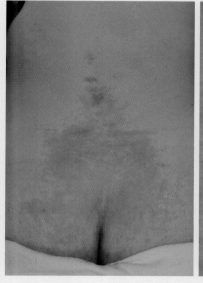

Q1 : 먼저 확인해야 할 포인트는 어디일까?

Q2 : 감별진단은?

Q3 : 그다음 확인할 것은?

Q4 : 감별진단은?

Q5 : 그다음 확인할 것은?

Q6 : 진단은?

이 증례를 보고 어떻게 생각하나?

 허리부터 엉덩이까지 홍반이 있군요. 표면은 반들반들하니 두드러기거나 중독발진인가요? 지속시간은 어떻습니까?

 하루 이상 지속되고 있는 것 같네.

 그럼 중독발진이군요. 약진, 감염증, 결합조직질환일 가능성이 있지만, 빈도가 높은 약진을 먼저 생각합니다. 약물이력은 어떤가요?

병력(진료기록)

○ 월17일 피부발진 출현
○ 월19일 피부과 진료 후 스테로이드 외용제와 항히스타민제 처방
○ 월22일 39°C대 발열 출현
조영제 사용이력 없음

 조영제 사용이력도 없군요. 항히스타민제가 처방되어 있지만, 피부발진이 출현한 후이므로 약진 가능성은 낮아 보입니다.

 그렇다면 감염증과 결합조직질환 가능성을 고려해 볼 필요가 있겠군. 이 경우 진단이 꽤 어려워질 거야. 다양한 바이러스 감염증이나 리케차 감염증, 전신홍반루프스나 성인스틸병과 같은 결합조직질환의 감별이 필요하지.

 어디서부터 손대야 할지 모르겠어요….

 우선 발열 여부를 확인해 보자고. 발열이 없다면 대증요법을 실시하면서 경과를 지켜볼 여유가 있네. 바이러스 감염증이라면 1주일 정도면 자연소실될 경우가 많으니까. 하지만 발열이 있는 경우에는 중증질환일 가능성이 있으니 적극적인 정밀조사가 필요하지.

 발열을 보이는 이 증례는 어떤 추가 검사가 필요할까요?

 먼저 리케차 감염증 가능성부터 생각해 볼까? 최근 야산에 간 적은 없는 것 같으니까, 쯔쯔가무시병이나 일본홍반열은 가능성이 떨어지겠지? 물린 상처도 없는 것 같고.

그럼 바이러스 감염증이나 결합조직질환이군요. 아직 충분히 좁혀지지 않는 것 같은데….

여기에서 성인스틸병이 감별대상으로 등장하지. 감별진단에 성인스틸병이 나오면 장기전을 각오해야 할 걸세. 배제진단(diagnosis of exclusion)[16]을 해야 하는 질환이니까 감염증, 악성종양, 다른 결합조직질환 등 모든 질환을 감별해야 할 거야.

성인스틸병을 의심할 경우 배제해야 하는 질환들

① 감염증(패혈증, 전염성단핵구증 등)
② 악성종양(악성림프종 등)
③ 결합조직질환(결절성 다발성 동맥염, 악성 류마티스관절염[17] 등)

성인스틸병 피부발진은 일과성(일시적인) 연어색 발진(salmon-colored rash)이죠? 이 증례는 다른 것 같은데요?

피부발진에는 일과성 정형 발진(transient typical rash)과 지속형 비정형 발진(persistent atypical rash) 두 종류가 있는데, 비정형 발진은 이 증례와 같은 중독발진이 되거든.

그럼 뭐부터 알아보면 좋을까요?

우선 바이러스 감염증은 홍역, 풍진, 전염성단핵구증을 조사해야지. 또 세균감염증을 제외하기 위해 혈액 배양이 필요하고. 진찰을 통해 확인가능한 림프절의 종창은 없는 것 같지만, 전신 CT로 악성림프종이 의심되는 림프절 종창이 없는지 아무래도 확인해 두고 싶군. 림프절종창이 있다면 림프절 생검을 고려해야 하거든.

결합조직질환에 대해서는 어떻게 생각하시나요?

페리틴(ferritin)이 성인스틸병 진단에 참고가 된다네. 그 외에 류마티스인자와 항핵항체가 음성인지도 확인해 보는 것이 필요하지.

결국 진단은 어떻게 되었습니까?

성인스틸병으로 진단되어 스테로이드 복용을 시작했지.

---

16 역자주: 다른 가능한 모든 질환을 배제한 뒤에야 진단이 내려지는 경우를 의미한다.
17 역자주: 기존의 류마티스관절염에 혈관염과 같은 관절 이외의 증상이 있으면서, 난치성 혹은 중증의 류마티스관절염 증상을 보이는 경우이다.

중독발진 진단은 힘들군요.

쉽지 않지. 게다가 약물이력이 있다면 더욱 복잡하지. 약진 가능성, 약진과 감염증의 합병 가능성, 약진과 결합조직질환의 합병 가능성 등 더 고려할 사항이 많아지거든. 이 증례에서는 세세한 검사 내용보다 중독발진 진단이 상당히 어렵다는 것을 이해해 주기 바라네. 눈으로 보는 것만으로 진단되는 게 피부과의 매력이라고 하지만, 그것만으로 알 수 없는 경우도 많다는 뜻이네.

해설동영상

A1 : 피부발진 표면의 특징

A2 : 두드러기, 중독발진

A3 : 피부발진 지속시간

A4 : 약진, 감염증, 결합조직질환

A5 : 약물이력, 발열

A6 : 성인스틸병

6 기타 중독발진

 이로써 중독발진에 대해 모두 다룬 것인가요?

 아니, 아직 다른 질환이 남아 있다네.

 아직 또 있나요!?

 피부 악성림프종 중에는 중독발진의 양상을 띠는 것이 있어.

 역시 악성종양도 잊어서는 안 되는군요.

 또 원인을 알 수 없는 중독발진에 대해서도 알아보자.

 이렇게 많은 질환을 다루었는데도, 아직 모르는 중독발진이 있습니까?

 임상현장에서는 원인을 알 수 없는 중독발진이 제일 많을지도 모르겠네. 우선 혈액질환과 관련된 중독발진을 설명한 후, 원인 모를 중독발진에 대해서도 얘기해 볼까.

6.1 악성림프종과 GVHD

여기에서는 약진, 바이러스 감염증, 결합조직질환 이외의 중독발진에 대해 생각해 보겠습니다. 빈도는 낮지만, 이 세 가지 이외에 중요한 질환 중 하나가 악성림프종입니다. 그중에서도 성인 T세포 백혈병/림프종(adult T-cell leukemia/lymphoma, ATLL)환자는 피부 병변을 가지고 있는 경우가 많으며, 그 비율은 약 50%로 추정되고 있습니다 [28].

ATLL은 HTLV-1을 원인 바이러스로 발병하는 서일본(西日本)지역에 많은 림프종양입니다. 피부증상은 다양하고, 홍반을 형성하는 것과 종양을 형성하는 것으로 크게 구분합니다. 홍반을 형성하는 것 중 일부는 중독발진의 임상양상을 보입니다(그림 3-39). 그러므로 장기간 개선되지 않는 중독발진은 악성림프종의 가능성도 고려해야 할 것입니다. 피부 병변에서 ATLL이 진단되는 예도 있습니다.

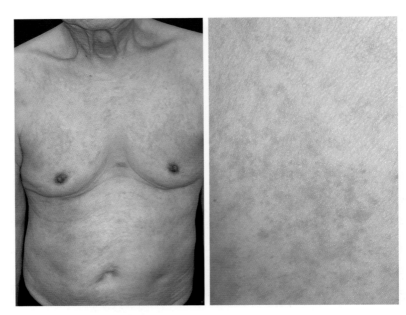

그림 3-39 성인 T세포 백혈병/림프종(ATLL)

또한 치료과정 중에 피부발진이 출현할 수 있는데, 이 경우 임상양상만으로는 약진인지 림프종의 재발인지 구분할 수 없습니다. 감별에는 피부 조직검사가 유용합니다.

또 조혈모세포(hematopoietic stem cell) 이식 후 급성 이식편대숙주병(graft versus host disease, GVHD)의 피부발진도 중독발진이 됩니다. 이 경우에도 임상양상만으로는 약진과 GVHD를 감별할 수 없으며, 조직검사에서도 특징적인 소견이 없습니다. 진단은 피부발진 이외의 다른 GVHD 증상을 종합적으로 고려해야 합니다. 특히 설사와 고빌리루빈혈증을 동반할 경우에는 GVHD의 가능성이 높은 것으로 보고 있습니다(표 3-15)[29].

표 3-15 피부 급성 GVHD와 약진에 동반하는 증상

증상	GVHD	약진
설사	73%	12%
고빌리루빈혈증	59%	29%
설사+고빌리루빈혈증	41%	0%

혈액종양내과 환자의 중독발진은 이처럼 일반 중독발진에 비해 진단의 난이도가 높기 때문에 주의가 필요합니다.

6.2 원인 불명의 중독발진

지금까지 중독발진의 원인을 다양하게 소개했지만, 여러 검사를 해도 원인을 알 수 없는 경우가 있습니다. 교과서에는 「원인을 알 수 없는 중독발진」이라는 항목은 없지만, 현장에서는 그런 불명확한 증례를 많이 만납니다. 오히려 교과서를 읽다 보면 교과서에 나와 있지 않은 회색지대의 환자들이 자꾸 더 떠오릅니다.

이 단원의 마지막에 원인을 특정할 수 없는 중독발진에 대한 개인적인 의견을 정리해 보고자 합니다. 약은 복용하지 않았고, 검사 이상도 없으며, 원인을 알 수 없는 중독발진에는 두 가지 패턴이 존재합니다.

원인을 알 수 없는 중독발진
① 원인 불명이지만 자연소실
② 원인 불명이며 피부발진 지속

①은 아마도 어떤 바이러스 감염증이었을 것입니다. 원인을 알 수 없어 답답하지만, 자연소실되기 때문에 더 이상 문제가 되지 않습니다. 문제는 ②의 경우입니다.

원인 불명인 채 증상이 지속됩니다.

그림 3-40의 두 증례는 약물 사용이력은 없고 검사 이상도 없었습니다. 그러나 증상은 출현과 소실을 반복하며 원인도 알 수 없습니다. 이런 중독발진에 시달리는 피부과 의사들이 많을 것입니다.

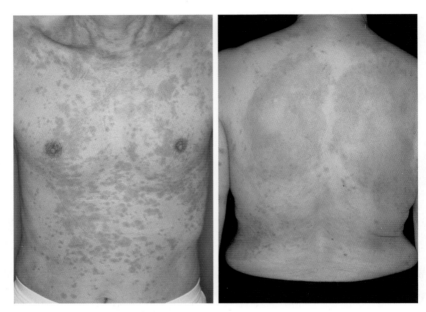

그림 3-40 원인 불명의 중독발진

이런 원인 불명의 중독발진에 대해 다형 만성양진(prurigo chronica multiformis)이라는 진단명이 붙을 수 있습니다[30]. 다형 만성양진이란 심한 가려움증을 동반하는 원인 불명의 난치성 피부질환입니다. 이 병명이 붙어도 원인 불명이라는 것에는 변함이 없지만, 중독발진이라는 모호한 병명보다는 훨씬 안심이 됩니다. 다만, 다형 만성양진의 정의는 「작고 불룩한 딱딱한 구진(양진과 같은 모양의 구진)」이 존재하는 것입니다. 그 때문에 홍반만 있는 중독발진을 다형 만성양진이라고 부를 수 없다는 의견도 많아 좀처럼 논란이 사라지지 않는 부분입니다. 저는 고심 끝에 구진이 생기기 전, 「다형 만성양진의 초기 상태」라고 부르기도 합니다.

다음은 해외로 눈을 돌려 보겠습니다.

해외에서는 중독발진이나 다형 만성양진이라는 병명을 사용하지 않는 것으로 보이지만, 비슷한 증례는 있을 것입니다. 아무래도 urticarial dermatitis라는 질환 개념이 원인불명의 중독발진과 유사한 개념인 것 같습니다[31]. 굳이 번역하자면 두드러기모양 피부염입니다.

중독발진과 마찬가지로 막연한 병명입니다. 표면의 변화가 없는 홍반이 출현하는 원인 불명의 질환을 이렇게 부르고 있는 것 같습니다. 중독발진이라는 병명이 없다 하더라도 비슷한 쓰레기통 진단(garbage can/trash can/wastebasket diagnosis)인 셈입니다.

어쨌든 원인 불명의 중독발진은 치료도 간단하지 않습니다. 일반적으로 스테로이드 바르는 약과 항히스타민제 경구약이 처방되지만, 효과는 별로인 것 같습니다. 스테로이드나 사이클로스포린 복용의 효과는 있지만 부작용 우려가 있어 장기 사용은 망설여집니다. 최근 자료를 보면 자외선 요법에 어느 정도 효과가 있는 것 같습니다.

이 질환군에서는 어느 정도 선을 긋는 것이 중요합니다. 원인이 알려지지 않는 중독발진도 존재한다는 것을 인정하고, 원인 규명보다는 치료를 우선합니다. 우리 의사들은 어쩌면 병명을 붙이는 것에 집착하는 경향이 있지만, 원인을 모르더라도 증상을 잘 조절할 수 있다면 환자의 만족은 얻을 수 있을 것 같습니다.

마지막으로 이 장의 내용을 플로우차트에 따라 정리해 보겠습니다(그림 3-41).

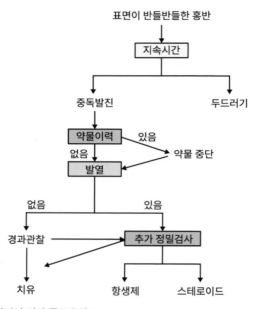

그림 3-41 진피 병변의 진단 플로우차트

홍반의 표면이 반들반들한 것은 진피에만 병변이 있음을 의미합니다. 이 경우는 내인성 피부발진으로, 원인으로는 약진, 감염증, 결합조직질환 등 3가지의 감별이 필요합니다. 이들 내인성 피부발진을 묶어 중독발진이라고 합니다. 먼저 중독발진으로 진단한 후, 각각의 원인을 고려해 봅니다.

또 중독발진 이외에 표면이 반들반들한 홍반을 일으키는 것이 두드러기입니다. 두드러기의 피부발진은 보통 부풀어 올라 병변이 있을 때 만져보면 중독발진과 구별할 수 있습니다. 그러나 융기가 약하거나 사라지려는 경우에는 임상양상만으로는 중독발진과 감별하기 어려울 수도 있습니다. 이 경우는 피부발진의 지속시간으로 감별합니다. 두드러기는 몇 시간 이내에 피부발진이 사라지고 중독발진은 피부발진이 지속됩니다. 즉 표면이 반들반들한 홍반은 먼저 두드러기와 중독발진의 감별이 필요합니다.

두드러기를 배제할 수 있다면 중독발진의 감별과정으로 진행합니다. 중독발진은 먼저 약물발진 감별이 필요합니다. 약물발진을 확실하게 진단할 수 있는 검사는 존재하지 않으므로, 약물복용력을 확인합니다. 약진을 의심할 약물이력이 있는 경우, 약물을 중지합니다.

약진은, 약물의 중지로 자연소실하는 경증 약진과 전신 스테로이드 투여가 필요한 중증 약진 두 가지로 분류됩니다.

감별점은 발열과 점막 병변입니다. 약물복용력 확인 후 발열이 있는지 확인해야 합니다.

발열이 없는 경우, 자연소실되는 경증 바이러스 감염 등의 가능성을 고려하여 얼마간 경과를 관찰할 수 있습니다. 경과 중에 다른 증상이 나타나면서 진단이 내려지기도 합니다.

반면, 발열을 동반한 경우에는 약진 외에도 쯔쯔가무시병이나 성인스틸병과 같은 중증 질환의 가능성이 있기 때문에 주의깊은 추가 조사가 필요합니다.

문헌

1) 平本力 : 平本式皮膚科虎の巻下巻. ケアネット, 2004
2) 田中稔彦, 平郡真記子, 秀道広, 他 : 特発性の蕁麻疹の初期治療と病悩期間に関する解析. アレルギー 64 : 1261-1268, 2015 NAID 130005130146
3) Nettis E, Pannofino A, D'Aprile C, et al : Clinical and aetiological aspects in urticaria and angio-oedema. Br J Dermatol 148 : 501-506, 2003 PMID 12653742
4) 塩原哲夫 : 薬疹とウイルスupdate. Derma 233 : 29-34, 2015
5) Tabak F, Murtezaoglu A, Tabak O, et al : Clinical features and etiology of adult patients with Fever and rash. Ann Dermatol 24 : 420-425, 2012 PMID 23197907
6) 山本舜悟 : 入院患者の不明熱─「不明」から答えを導く思考プロセス. Hospitalist 1 : 169-178, 2013
7) 塩原哲夫 : 薬疹とウイルス感染症の病態. 診断と治療 95 : 1477-1485, 2007 NAID 40015635335
8) 日野治子 : エンテロウイルス感染症. 日本皮膚科学会雑誌 120 : 993-1008, 201

NAID 50007338459

9) 今山修平: 基本のPathology　上着の袖のようなcoatsleeve-like/血管周囲性細胞浸潤 perivascular infiltrate.　Visual Dermatology 6 : 752-758,　2007

10) Leyva L,　Torres MJ,　Posadas S,　et al : Anticonvulsant-induced toxic epidermal necrolysis : monitoring the immunologic response.　J Allergy Clin Immunol 105 : 157-165,　2000 PMID 10629466

11) Barbaud A,　Gonçalo M,　Bruynzeel D,　et al : Guidelines for performing skin tests with drugs in the investigation of cutaneous adverse drug reactions.　Contact Dermatitis 45 : 321-328,　2001 PMID 11846746

12) 武藤美香,　河内繁雄,　福沢正男,　他 : 薬疹におけるリンパ球刺激試験の診断的価値についての検討.　日本皮膚科学会雑誌 110 : 1543-1548,　2000 NAID 10007724720

13) 渡辺秀晃 : 薬疹.　皮膚科の臨床 59 : 801-806,　2017 NAID 40021234114

14) Stern RS : Clinical practice.　Exanthematous drug eruptions.　N Engl J Med 366 : 2492-2501,　2012 PMID 22738099

15) 秋山正基,　飯島正文,　藤澤龍一 : Iohexol(OmnipaqueR)による薬疹の臨床的検討.　日本皮膚科学会雑誌 100 : 1057,　1990 NAID 130004680361

16) 秋山正基:忘れてはならない独特の薬疹──造影剤による薬疹.皮膚科の臨床 54 : 1562-1566,　2012

17) Sharma VK,　Sethuraman G,　Kumar B : Cutaneous adverse drug reactions : clinical pattern and causative agents--a 6 year series from Chandigarh,　India.　J Postgrad Med 47 : 95-99,　2001 PMID 11832597

18) Stern RS : Clinical practice.　Exanthematous drug eruptions.　N Engl J Med Jun 366 : 2492-2501,　2012 PMID 22738099

19) 渡邉裕子,　佐野沙織,　村田奈緒子,　他 : 過去6年間における薬疹患者の統計的観察 : 横浜市立大学附属病院受診例についてClinical Analysis of Cutaneous Adverse Drug Reactions in Yokohama City University Hospital from 2003 to 2009.　日本皮膚科学会雑誌 122 : 2495-2504,　2012 NAID 40019441786s

20) 池澤善郎 : 薬疹の診断と検査.　日本皮膚科学会雑誌 116 : 1569-1574,　2006 NAID 10018388526

21) Hashizume H,　Takigawa M,　Tokura Y : Characterization of drug-specific T cells in phenobarbital-induced eruption.　J Immunol 168 : 5359-5368,　2002 PMID 11994495

22) Harr T,　French LE : Toxic epidermal necrolysis and Stevens-Johnson syndrome.　Orphanet J Rare Dis 5 : 39,　2010 PMID 21162721

23) 渡邊友也,　山口由衣,　相原道子,　他 : 横浜市立大学附属2病院におけるStevens-Johnson症候群および中毒性表皮壊死症132例の検討.　日本皮膚科学会雑誌 130 : 2059-2067,　2020 NAID 130007889713

24) 梅林芳弘 : スナップ診断と分析的アプローチの組み合わせで正解を見出す──今日読んで,　明日からできる診断推論 実践編(16)発疹.　日本医事新報 4715 : 40-45,　2014 NAID 40020178097

25) Zhang Yu,　et al : Non-bullous lesions as the first manifestation of bullous pemphigoid : A retrospective analysis of 181 cases.　J Dermatol 44 : 742-746,　2017 PMID 28256743

26) 笹井收,　東條玄一,　三井英俊,　他 : 宮城県南部地域における水疱性類天疱瘡の罹患率推計.　日本皮膚科学会雑誌 126 : 1923-1927,　2016 NAID 130005416206

27) 今井龍介,　栗原誠一,　種田明生,　他 : 高齢者における皮膚科医療の現状と問題点──高齢者施設への訪問調査.　日本臨床皮膚科医学会雑誌 81 : 252-257,　2004 NAID 10013300352

28) 石田高司, 伊藤旭, 戸倉新樹, 他：血液内科医・皮膚科医のための統合ATL診療ガイドライン解説書2014. 日本皮膚科学会雑誌 124：2275-2279, 2014 **NAID** 130004714893

29) Byun HJ, Yang JI, Kim BK, et al：Clinical differentiation of acute cutaneous graft-versus-host disease from drug hypersensitivity reactions. J Am Acad Dermatol 65：726-732, 2011 **PMID** 21641677

30) 片桐一元：痒疹の治療. 皮膚病診療 33：1275-1280, 2011

31) Peroni s A, Colato C, Schena D, et al：Urticarial lesions：if not urticaria, what else? The differential diagnosis of urticaria：part I. Cutaneous diseases. J Am Acad Dermatol 62：541-555, 2010 **PMID** 20227576

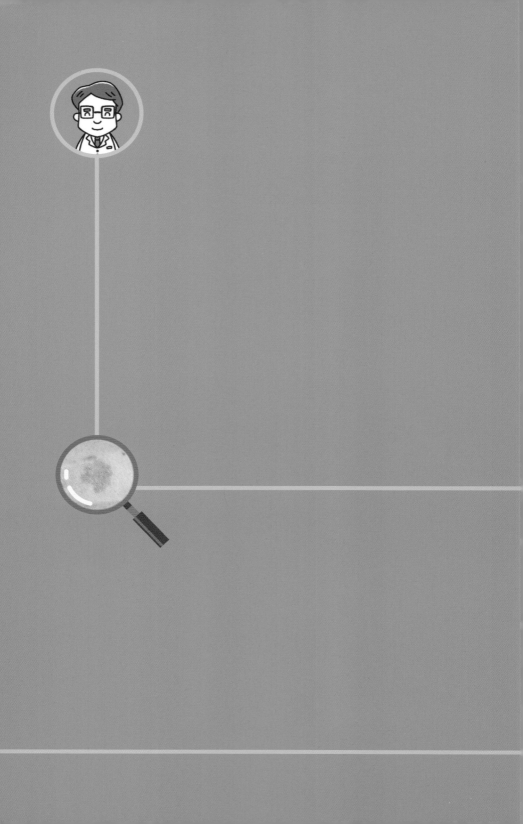

제 4 부

기타 홍반(피하조직의 병변)과 자반

이것으로 홍반은 총망라되었군요.

 음. 아직 7~8할 정도?

 네? 나머지 20~30%는 무엇인가요?

 지금까지 표피와 진피 병변에 대해 설명해왔지? 근데 피부는 3층 구조라는 말, 기억하고 있나?

 그렇군요. 피하조직에 대해서는 아직 공부하지 않았어요.

 그렇지. 피하조직에 병변이 있을 때 어떻게 보이는지 알아둬야 할 거야. 그림 4-1을 보고 어떻게 생각하나?

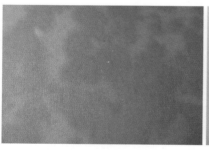 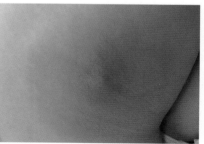

그림 4-1 두 피진은 어떻게 다른가?

 둘 다 표면이 반들반들한 홍반 같습니다만….

 이 두 피부발진의 차이가 중요하다네. 그리고 또 하나, 홍반과 감별해 둬야 할 피부발진이 있네.

 무엇입니까?

가끔 자반은 홍반과 혼동되기도 하네. **그림 4-2**에서 어떤 쪽이 자반일까?

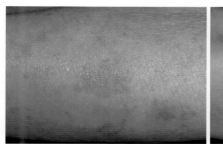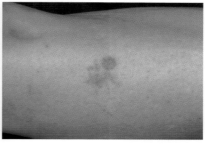

그림 4-2 어느 쪽이 자반인가?

 음…….

 자, 이제부터 피하조직의 홍반과 자반에 대해 얘기해 볼까?

1.1 피하조직의 병변

3장까지의 내용으로 홍반에 대해 상당 부분을 다뤘다고 생각하지만, 아직 부족한 부분이 있습니다. 바로 피하조직의 병변입니다. 그 외에도, 홍반과 혼동하기 쉬운 병변인 자반에 대해서도 알아둬야 합니다. 이 장에서는 이러한 병변에 대해 설명하겠습니다.

여기까지 표면이 까칠까칠한 홍반과 표면이 반들반들한 홍반에 대해 설명했습니다. 진피에만 병변이 있는 경우는 표면이 반들반들한 홍반이 됩니다. 그렇다면 병변이 더 깊은 장소에 있으면 어떻게 될까요(그림 4-3)?

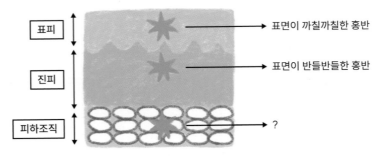

표피	표면이 까칠까칠한 홍반
진피	표면이 반들반들한 홍반
피하조직	?

그림 4-3 피하조직에 병변이 있는 경우 어떻게 될까?

피하조직에 병변이 존재할 때도 피부의 가장 바깥에 있는 표피에는 변화가 없기 때문에 피부발진의 표면은 반들반들합니다. 그렇기 때문에 표면의 특징으로는 병변이 진피인지 피하조직인지 구별할 수 없습니다. 앞에 나온 사진을 비교해 보십시오(그림 4-1).

양측 모두 표면이 반들반들한 홍반인데, 자세히 보면 임상양상이 약간 다릅니다. 왼쪽을 자세히 보면 경계가 뚜렷한 반면, 오른쪽은 경계가 흐릿한 것을 알 수 있을 것입니다. 이 차이는 왜 생겨났을까요?

먼저 진피의 염증은 표피에서 몇 mm 떨어진 얕은 부분에서 발생하기 때문에 발진의 경계가 명확합니다. 반면 피하조직의 염증은 불투명한 진피를 통해 관찰되기 때문에 발진의 주변부에서 경계가 불분명해지는 것입니다(그림 4-4)[1].

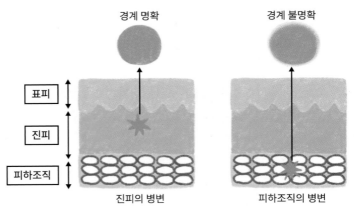

그림 4-4 피하조직에 병변이 있으면 경계 불명확

즉, 병변의 깊이를 구별할 수 있는 포인트는 피부발진의 윤곽입니다. 윤곽에 주목하면, 왼쪽은 진피의 병변이고 오른쪽은 피하조직의 병변이라는 것을 알 수 있습니다. 표면이 반들반들한 홍반의 경계가 불분명한 경우, 피하조직의 병변을 고려해야 합니다(그림 4-5).

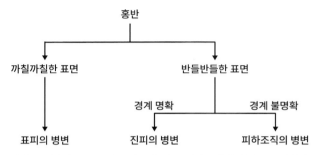

그림 4-5 경계가 불명확한 표면이 반들반들 홍반은 피하조직의 병변을 고려한다.

1.2 자반

그리고 감별해야 할 다른 하나의 병변은 자반입니다. 피부 내에서 출혈이 일어난 경우 표피를 통해 육안적으로 조직으로 유출된 적혈구를 확인할 수 있습니다. 이 피부발진을 자반이라고 합니다. 표피에는 혈관이 존재하지 않기 때문에 자반은 진피의 병변입니다. 그러므로 표면은 반들반들합니다(그림 4-6).

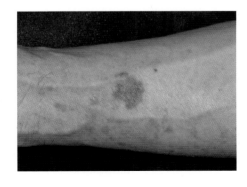

그림 4-6 자반

자반의 색조는 출혈 부위에 따라 다르며, 표피에 가까운 얕은 출혈은 붉은색으로 보이고, 깊은 것은 자주빛을 띱니다. 또한 시간이 경과함에 따라 갈색, 황색으로 변화하며 사라집니다. 즉 자반이라고 해서 항상 보라색은 아니라는 의미입니다.

교과서에서는 홍반과 자반이 명확하게 구분되어 있지만, 실제 현장에서는 이 둘을 구별하기 어려울 때가 많습니다. 때문에 표면이 반들반들한 붉은 병변인 경우 자반과의 감별이 필요합니다.

1) 압시경법(diascopy)

자반과 홍반의 감별법은 압시경법[1]입니다. 압시경법은 투명한 유리판으로 피부 발진 부위를 압박하여 색조의 변화를 관찰하는 방법인데, 일반적으로는 유리판을 사용하지 않고 손가락으로 압박하는 경우가 많습니다. 홍반은 혈류의 증가로 인한 피부발진이므로 압박하면 혈관이 짜부라져 색조가 사라져 버립니다(그림 4-7).

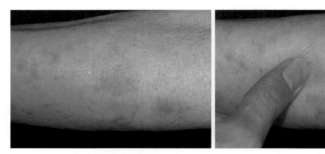

그림 4-7 압박으로 사라지는 홍반

---

1   역자주: 유리 슬라이드글라스와 같은 투명하고 단단한 것으로 피부를 압박하면서 붉은 색조의 변화를 관찰하는 방법이다.

반면, 자반은 진피에 유출된 적혈구가 관찰되는 것이기 때문에 압박해도 사라지지 않습니다. 그림 4-8은 붉은색이 강해 언뜻 홍반과 구별하기 어렵지만, 압박해도 사라지지 않기 때문에 자반이라는 것을 알 수 있습니다.

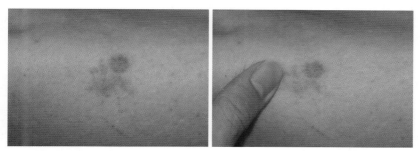

그림 4-8 압박으로 사라지지 않는 자반

앞서 언급한 바와 같이 반들반들한 표면을 가진 붉은 병변은 진피의 병변 이외에도 피하조직의 홍반과 자반을 감별하는 것이 필요합니다(그림 4-9).

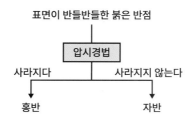

그림 4-9 압시경법으로 홍반과 자반을 감별

2 피하조직 병변의 진단 플로우차트

자, 피하조직 병변을 감별진단해 볼까.

분명 피하조직은 지방조직에서 형성되는 거였죠. 피하조직의 병변은 지방조직의 염증이라고 볼 수 있을까요?

맞아, 하지만 피하조직에는 지방세포뿐만이 아니라고. 게다가 피하조직보다 더 아래쪽에도 주목해야 해. 그럼 구체적으로 어떤 질환이 있는지, 그리고 그 감별법에 대해 공부해 봅시다.

2.1 피하조직 병변의 감별진단

피하조직의 병변을 생각할 때, 먼저 피하조직의 구조를 알아야 합니다. 피하조직은 지방세포가 모여 이루어진 지방조직으로, 물리적 충격에 대한 쿠션기능이나 외부의 급격한 온도변화에 대한 보온기능을 가지고 있습니다.

또, 피하조직에는 지방세포에 영양을 공급하는 세동정맥이 존재하고 있지만, 그와 관련없는 전체 체순환의 동정맥계도 피하조직을 통과하며 주행하고 있습니다. 더불어 피하조직보다 더 깊은 곳(심부)에는 근육과 힘줄, 관절 등이 존재합니다(그림 4-10).

피하조직의 염증은 먼저 지방조직 자체의 병변이거나 순환장애로 인한 혈관 병변일 수 있습니다(그림 4-11 ①, ②). 한편, 심부 조직에 염증이 있는 경우 피하조직으로 파급됩니다. 따라서 피하조직의 염증이 있다면, 그 아래에 있는 근육이나 관절 병변이 존재하고 있을 가능성도 고려해 봐야 합니다(그림 4-11 ③).

이상의 내용을 정리하면 피하조직의 병변을 볼 때의 감별질환은, ① 지방조직의 병변, ② 체순환의 혈관 병변, ③ 심부조직의 병변 등 세 가지입니다.

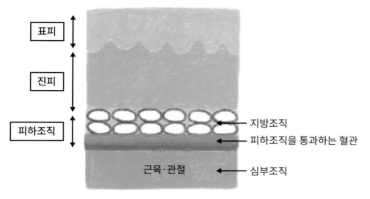

그림 4-10 피하조직의 구조

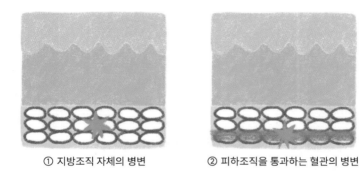

① 지방조직 자체의 병변   ② 피하조직을 통과하는 혈관의 병변

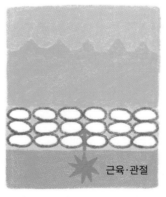

③ 심부조직의 병변, 근육·관절

그림 4-11 피하조직의 염증

다음으로 각 병변의 원인을 생각해 보겠습니다.

우선 지방조직 병변의 원인 중 가장 많은 것은 세균감염증(봉와직염)입니다.

또한 자가면역 기전에 의해 지방조직에 염증이 발생하기도 합니다. 대표적인 질환은 결절홍반입니다.

다음, 혈관 병변으로는 정맥 울혈과 관련되는 것이 많습니다. 또 자가면역반응에 의해 혈관병변이 생기기도 합니다(혈관염).

심부 병변에서는 급성 관절염에 주의해야 합니다.

즉, 피하조직 병변의 원인에는 감염증, 자가면역질환, 순환장애, 심부의 염증 등 네 가지가 있습니다(표 4-1).

표 4-1 피하조직의 염증 원인

감염증	봉와직염
자가면역질환	결절홍반, 혈관염
순환장애	정맥정체
심부의 염증	급성관절염

다만 임상 소견으로 원인을 특정하는 것은 어렵습니다. 아래 사진은 모두 피하조직의 병변임은 알 수 있지만, 구별은 할 수 없습니다(그림 4-12).

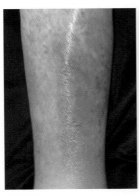 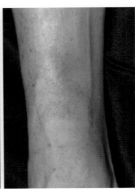 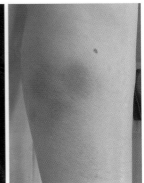

봉와직염   정맥울혈성 지방층염   결절홍반

그림 4-12 임상양상만으로는 구별할 수 없다.

일단은 병변이 단발성인지 다발성인지가 감별의 중요한 포인트입니다. 감염증은 기본적으로 단발성 병변입니다. 반면, 자가면역질환의 대부분은 다발성 병변을 형성합니다. 순환장애는 단발성인 경우도 다발성인 경우도 있습니다. 또 관절부위에 단발성 병변이 있을 때는 감염증과 관절염의 감별이 필요합니다.

2.2 감별진단의 우선순위

그렇다면 지금까지와 마찬가지로 감염증, 순환장애, 자가면역 질환 등 3개 질환을 빈도와 중증도의 축으로 분류하겠습니다. 이 중에서 빈도가 높은 것은 감염증과 순환장애입니다. 반면, 중증도가 높은 것은 감염증과 자가면역질환이라고 할 수 있습니다(그림 4-13).

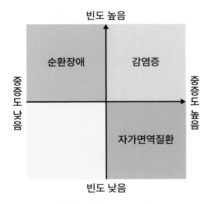

그림 4-13 순환장애, 감염증, 자가면역질환의 중증도, 빈도

병변의 개수로 감별이 좁혀집니다. 단발일 경우는 감염증과 순환장애입니다. 이들의 감별은 어려우므로, 먼저 감염증을 고려하여 치료를 시작하고 호전되는 정도가 미미한 경우 순환장애를 고려하도록 합니다(그림 4-14A).

한편, 병변이 여러 개인 경우 감염증은 배제할 수 있고 순환장애와 자가면역질환으로 좁혀집니다. 이 경우는 우선순위를 정하는 것이 어려우므로, 양자의 감별을 동시에 진행하는 것이 바람직합니다(그림 4-14B).

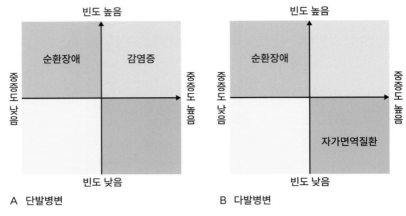

A 단발병변

B 다발병변

그림 4-14 병변의 개수로 분류

만약 단발병변이 관절부에 위치할 경우, 급성관절염을 감별진단에 추가합니다. 위의 내용을 정리하여 진단 플로우차트로 나타냅니다(그림 4-15).

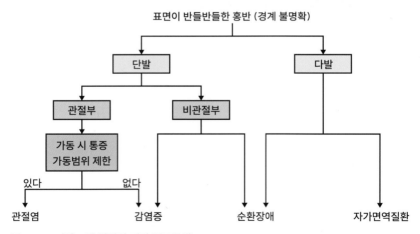

그림 4-15 피하조직 병변의 진단 플로우차트

이 플로우차트를 바탕으로 각 질환에 대한 자세한 설명과 진단 절차를 설명하겠습니다.

3 피하조직의 병변① (세균감염증)

 그럼 우선 피부감염증에 대해 공부해 볼까? 피하조직의 세균감염증은 봉와직염이지.

 봉와직염은 피부과뿐만 아니라, 다른 과에서도 볼 수 있죠?

 맞아, 하지만 아직 봉와직염 진단법에 대해 자세히 모르는 사람이 많은 것 같더군.

 맞아요, 피부가 붉어지는 것만으로 봉와직염으로 진단할 때도 있어요.

 봉와직염을 오진하는 경우가 의외로 많아. 어떤 과에서든 봉와직염의 증상과 진단법은 알아둬야 해.

3.1 피부 세균감염증의 피부발진

여기에서는 피하조직 병변의 대표적인 질환인 봉와직염에 대해 설명합니다. 그전에 먼저 피부의 세균감염증에 대해 알아봅시다.

피부 세균감염증은 병변의 깊이에 따라 두 가지로 분류할 수 있습니다.

> **피부 세균감염증의 분류**
> ① 표재성 감염증
> ② 심재성 감염증

표재성은 주로 표피의 감염증입니다. 반면, 세균이 진피 심층에서 피하조직까지의 깊이에 걸쳐 감염된 것이 심재성입니다(그림 4-16).

감염증 진단에서도, 피부발진의 표면 특징에 주목하는 것이 중요합니다. 표재성은 표면의 변화가 있고, 심재성은 표면 변화가 없이 반들반들합니다.

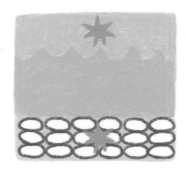

표재성 감염증
(전염농가진)

심재성 감염증
(봉와직염)

그림 4-16 표재성 감염증과 심재성 감염증

그림 4-17의 2개의 피부발진 표면을 비교해 보면 표면성과 심재성의 차이를 잘
알 수 있을 것입니다.

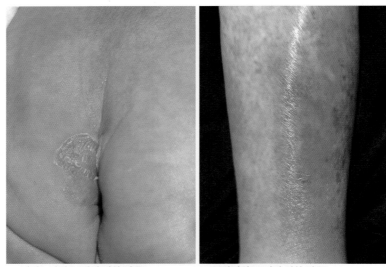

A 전염농가진(표면의 변화 있음) B 봉와직염(표면의 변화 없음)

그림 4-17 피부의 세균감염증

표재성 감염증의 대표적인 질환은 전염농가진입니다. 「불똥」[2]이라고도 불리며,

---

2 역자주: 원서에는 とびひ라 적혀 있는데, 飛火(비화)라는 한자를 일본식으로 읽은 것. 농가진이 퍼져나갈 때 화재
가 일어났을 때 불똥이 날아 딴 곳으로 번지듯이 여기저기로 퍼져나가는 것과 유사하다 하여 일본에서는 농가진
을 とびひ라고 부른다.

황색 포도상구균(포도알균), 연쇄상구균(사슬알균)이 표피에 감염되어 일어납니다. 황색 포도상구균은 다양한 외독소(exotoxin)를 생산하는데, 그중에는 표피세포 사이의 결합을 절단하는 작용을 하는 exfoliative toxin이 있습니다. 표피에 황색 포도상구균이 감염되면 표피세포사이의 결합이 느슨해지면서 수포를 형성합니다(그림 4-17A).

반면, 세균이 피하조직에 감염된 경우가 봉와직염입니다. 표피의 변화는 일어나지 않고 표면이 반들반들하고 경계가 불분명한 홍반을 보입니다(그림 4-17B).

이와 같이 피부감염증도 병변의 깊이에 따라 임상양상이 달라지므로, 피부발진의 표면 특징에 주목하는 것이 중요합니다.

또 감염증 = 발열이라는 일반적인 고정관념이 있지만, 피부감염증에서는 발열을 동반하지 않는 경우도 많으므로 주의해야 합니다. 봉와직염에서 발열이 확인되는 비율은 23~77%로 알려져 있습니다[2].

3.2 봉와직염 검사

봉와직염 진단에 대해 생각해 보겠습니다. 봉와직염을 확진할 수 있는 검사가 존재할까요? 먼저 혈액검사를 살펴봅니다. 백혈구, CRP는 감염증의 지표로 널리 사용되고 있으며, 초진 시 선별검사(screening)로서 루틴으로 실시되고 있는 검사입니다. 그런데 봉와직염에서는 상승하지 않는 경우도 있습니다(표 4-2)[2].

표 4-2 봉와직염에서 검사수치가 정상인 비율

WBC 정상	50~66%
CRP 정상	3~23%

검사수치가 정상이라 할지라도, 봉와직염을 배제할 수는 없습니다. 한편, 백혈구 수치와 CRP에는 질환 특이성은 없기 때문에, 그 검사치가 상승했다고 해서 바로 봉

와직염으로 진단할 수 있는 것도 아닙니다.

기타 검사 항목으로는 ASO(항 스트렙토리신 O항체)를 고려할 수 있습니다. ASO는 연쇄상구균에 의해 생성되는 용혈독소(스트렙토리신 O)에 대한 항체로, 상승하면 원인균이 용혈성 연쇄상구균이라는 근거가 됩니다. 그런데 수치가 상승하기까지는 시간이 걸리기 때문에 급성기 진단에는 도움이 되지 않습니다(표 4-3)[3].

표 4-3 연쇄상구균 감염 후의 ASO 양성화율

1주 후	30%
2주 후	50%
3주 후	70%
4주 후	90%

표 4-4 봉와직염의 배양 양성률

혈액 배양	<5%
피하조직 배양	20~30%

세균감염증 진단의 골드 스탠다드(gold standard)라는 배양검사는 과연 어떨까요? 배양검사의 양성률은 표 4-4와 같습니다[4].

봉와직염에서 혈액 배양이 양성으로 나오는 경우가 거의 없다는 사실로부터 짐작할 수 있듯이, 면역결핍 상태가 아닌 정상인에서는 봉와직염에 걸렸을 때 균혈증으로 진행될 가능성은 매우 낮습니다.

또한 세균은 피하조직에 존재하기 때문에 가래나 소변과 달리 검체를 채취하기가 용이하지 않습니다. 직접 배양하기 위해서는 생검(biopsy)을 하여 피하조직의 검체를 채취해야 합니다.

하지만 피하조직 배양의 양성률 또한 20~30%로 낮은 편입니다. 그 이유는 봉와직염에서는 피부 염증반응의 강도에 비해 국소세균 밀도가 낮기 때문입니다[2].

이렇듯 배양검사로 봉와직염을 진단하는 것은 어려워, 봉와직염 환자의 루틴 검사로서 배양은 권장되지 않습니다.

게다가 CT나 MRI 등의 영상소견은 비특이적이며, 다른 피하조직의 염증성 질환과 감별할 수 없습니다. 다만, 농양과 감별할 때 영상검사가 유용하다는 보고가 있어[5], 피하 농양과의 감별이 어려운 경우 영상검사를 시행해도 좋을 것입니다.

3.3 봉와직염 진단

이처럼 봉와직염을 확진하기 위한 검사는 존재하지 않기 때문에 비특이적 임상 소견만으로 진단할 수밖에 없습니다. 그렇기 때문에 봉와직염을 오진할 경우도 있습니다. 일반의들의 봉와직염 오진율이 28%였다는 보고가 있으며, 봉와직염으로 가장 흔히 오진되었던 질환은 정맥울혈성 피부염(stasis dermatitis)이었습니다(표 4-5)[6].

표 4-5 봉와직염으로 오진되었던 질환

정맥울혈성 피부염	36%
정맥혈전증	10%
비특이적 피부염	5%
기타	49%

봉와직염과 다른 피하조직의 병변을 구분할 수 있는 방법은 과연 무엇일까요?

봉와직염과 다른 피하조직의 병변을 감별하기 위해 주목해야 할 것은 세 가지입니다[2].

봉와직염을 감별하기 위해 주목할 점
① 병변의 수
② 관절부
③ 세균이 들어온 침입구(portal of entry, 침입경로)

먼저, ① 봉와직염은 대부분 편측성으로 발생하는 단발성 병변이며, 양발에 피부 발진이 다발성으로 발생했다면 봉와직염이 아닌 다른 질환을 고려해야 합니다.

그 다음으로 ② 관절부에 피부발진이 있는 경우, 관절염의 염증이 피부로 퍼졌을 가능성을 고려해야 합니다. 관절 진찰에 익숙하지 않은 사람이 관절염과 봉와직염을 간편하게 구별하는 포인트는 관절 가동 시의 통증과 가동범위 제한입니다(그림 4-18).

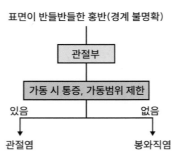

표면이 반들반들한 홍반(경계 불명확)

관절부

가동 시 통증, 가동범위 제한

있음   없음

관절염   봉와직염

그림 4-18 관절염과 봉와직염의 감별

관절 염증에서는 관절을 움직였을 때 통증이 발생하고 관절의 가동범위가 감소합니다[7]. 관절염을 의심할 경우에는 류마티스 내과의사와 상담합니다.

한편 피하조직의 염증에서는 피부를 만지면 통증을 호소할 수 있지만, 관절을 수동적으로 움직이더라도 그 통증이 더 심해지지는 않습니다[8].

그림 4-19는 통풍 발작으로 인한 급성 관절염에 의한 증상입니다. 언뜻 보면 봉와직염과 비슷해 보이므로 오진하지 않도록 주의합니다. 관절부에 병변이 있을 경우, 관절을 움직여 보고 통증이 심해지는지를 확인하는 것이 중요합니다.

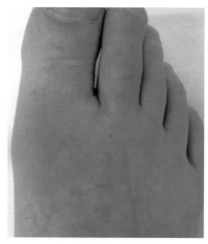

그림 4-19 엄지 MTP 관절의 급성 통풍 관절염
[[谷口敦夫(타니구치 아츠오) : 통풍의 임상양상과 진단 요령. Medicina 49:1341, 2012년 발행]

그 밖에 참고할 것은 ③ 세균이 들어온 침입구입니다. 봉와직염 환자의 77%에서 세균이 피부 속으로 들어온 침입구가 발견된다고 합니다[2]. 세균의 침입구가 될 만한 외상이나 궤양이 있는 경우, 봉와직염의 가능성이 높아질 것입니다. 또한 발무좀으로 인한 까짐이나 갈라짐이 감염의 원인으로 밝혀지는 경우도 많으므로 발가락 사이를 잘 확인하는 것도 중요합니다.

실제 피부발진을 관찰하며 설명하겠습니다. 그림 4-20의 사진을 보며 어떤 생각을 하십니까? 표면이 반들반들한 홍반이고 경계가 불명확한 것으로 보아 피하조직의 병변인 것으로 판단됩니다. 부위를 보니 발목관절부위인 것 같습니다. 이 경우 봉와직염과 급성관절염의 감별이 필요합니다.

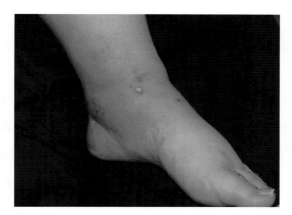

그림 4-20 발목관절 병변

따라서 확인해야 할 것은 관절의 가동 시 통증과 가동범위 제한입니다. 이 증례에서는 이런 관절 소견이 없어 봉와직염으로 판단했습니다. 게다가 작은 궤양도 존재하고 있어 세균이 들어온 침입구(침입경로)가 된 것 같습니다.

봉와직염 치료

다음은 봉와직염 치료에 대해 살펴보겠습니다. 세균감염증의 치료법은 항생제입니다. 일반적으로 배양검사를 실시하여 원인균을 특정하고, 원인균에 민감한 항생제를 사용합니다. 그러나 봉와직염에서는 배양으로 균을 분리할 수 없는 경우가 많기 때문에, 염증을 일으킨 세균을 알 수 없는 점이 문제입니다. 그러므로 과거 감염 사례들을 바탕으로 경험적인 치료에 의존할 수밖에 없습니다.

그런데 어떤 연구에서는 연쇄상구균이 많다고 하며, 또 다른 연구에서는 황색 포도상구균이 더 많았다고 하는 등 결과가 일관되지 않습니다(표 4-6) [9,10].

표 4-6 봉와직염의 원인균

Gunderson 등에 의한 보고	Chira 등에 의한 보고
· 연쇄상구균 : 58%	· 황색 포도상구균 : 50%
· 황색 포도상구균 : 14 %	· 연쇄상구균 : 27%

따라서 일반적으로 황색 포도상구균과 연쇄상구균 양쪽 모두를 대비한 치료가 시행됩니다. 주로 세팔렉신이나 세파졸린 등의 제1세대 세파계 항생제를 사용합니다. 치료기간은 명확하게 정해져 있지 않지만, 문헌에는 5~10일 정도[2]라고 언급되어 있으므로 이를 기준으로 삼는 것이 좋습니다.

만약 치료 경과가 만족스럽지 않다면 어떻게 해야 할까요?

봉와직염이 치유되지 않을 때 고려해야 할 사항
- 치료가 불충분하다.
- 진단이 잘못되었다.

우선 항생제 효과가 부족한 경우 치료가 불충분할 수 있습니다(항생제 스펙트럼이 안 맞거나 투여량이 지나치게 적다 등). 하지만 그전에 봉와직염이 아닐 가능성을 고려하여 진단을 다시 검토해야 할 필요가 있습니다. 봉와직염의 오진율이 높다는 점을 염두에 두고 진료하는 자세가 중요합니다.

3.5 증례

여기에 증례를 제시합니다. 지금까지의 내용을 복습하고 싶은 분은 증례 문제를
풀어 보십시오.

증례 4-1 39세, 여성

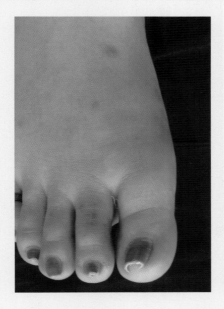

Q1 : 먼저 봐야 할 포인트는 어디인가?

Q2 : 다음에 봐야 할 포인트는?

Q3 : 감별진단은?

Q4 : 감별하기 위해 필요한 것은?

Q5 : 진단은?

실제 증례를 보며 피부과 진단을 공부해 볼까. 이 사진을 보고 무엇을 생각하나?

 발등에 홍반이 있습니다. 표면은 반들반들한 것 같구요.

 좋아. 홍반 경계는 어떻게 보이지?

 불명확하군요.

 홍반의 경계가 불명확하다는 것은 병변이 피하조직에 존재한다는 것을 나타내지. 피하조직 병변의 감별질환은 무엇일까?

 봉와직염일까요?

 글쎄, 그 외에도 순환장애나 자가면역질환을 고려해야 할 수도 있지. 게다가 피부질환이 아니라 뼈나 관절 등의 염증이 피부에 파급되었을 수도 있네.

 어렵군요. 구별할 수 있는 방법이 있나요?

 두 가지 포인트가 있네. 하나는 단발성인가 다발성인가. 다른 하나는 병변 아래에 관절이 있는가, 일세.

 이 증례는 단발성인 것 같습니다만.

 우선 봉와직염이 다발적으로 나타나는 경우는 거의 없으므로 다발성 병변일 경우는 순환장애나 자가면역질환을 고려해야 한다네. 이 증례는 단발성이기 때문에, 봉와직염일 가능성이 높은 것 같아.

 병변은 관절부에 있는 것 같은데요.

 관절부에 병변이 있으면 주의가 필요하네. 피부질환이 아니라 관절의 염증이 피부쪽으로 퍼지면서 홍반이 생길 수도 있거든. 요컨대 이 증례는 봉와직염과 급성 관절염의 감별이 필요하다네.

어떻게 감별해야 할까요?

 관절을 움직여 보고, 통증이 심해지는지를 확인하지. 관절 염증일 경우에는 관절을 움직이면 통증이 생기지. 봉와직염에서는 피부를 만지면 통증을 호소하기도 하지만, 수동적 관절 운동에서는 통증이 더 심해지지 않는다구.

 아하, 그런 감별법이 있군요.

 이 증례는 통증이 심해지지 않았으니 봉와직염일 가능성이 높아 보이는군.

 급성 관절염에는 어떤 질환이 있을까요?

 통풍과 가성통풍(pseudogout)이 대표적인 질환이네. 통풍은 발가락에 많고 가성통풍은 무릎에 많아. 이 증례는 발이니까 통풍과의 감별이 필요할거야. 혈액검사 결과도 살펴보자.

[혈액검사 결과]

- WBC : 10,800/μL (정상수치: 3,000~7,800/μL)
- CRP : 0.57mg/dL (정상수치: ~0.3mg/dL)
- 요산 : 4.0mg/dL (정상수치: 2.5~7.0mg/dL)

 요산 수치는 정상이군요.

 요산 수치가 남성의 경우 7mg/dL 이상, 여성에서 6mg/dL 이상이면 통풍 발작 가능성이 높아지지. 다만 통풍 발작 시에는 요산 수치가 낮아질 수도 있으니 주의가 필요하지만, 잘 모르겠으면 류마티스 내과의사와 상담하는 것도 중요하네.

 치료는 어떻게 할까요?

 경구항생제를 일주일 동안 복용하고 나서 치유되었네.

A1 : 피부발진 표면의 특징, 주위와의 경계

A2 : 단발성인가 다발성인가? 관절부인가?

A3 : 봉와직염, 통풍 발작

A4 : 가동 시 통증 유무, 요산 수치 측정

A5 : 봉와직염

4

피하조직의 병변②
(순환장애)

 다음, 순환장애에 대해 얘기해 볼까.

 순환장애에는 동맥성과 정맥성이 있다고 배웠습니다.

 봉와직염과의 감별이 중요한 것은 정맥 순환장애네. 난치성 봉와직염으로 의뢰받았던 환자가 실제로 정맥 순환장애였던 경우가 기억에 남네.

 그렇군요. 봉와직염이 잘 낫지 않는다면 순환장애 가능성을 고려해야겠군요.

4.1 순환장애

지금부터 순환장애에 대해 알아보겠습니다.

하지의 정맥은 혈액을 심장으로 돌려보내기 위한 두 가지 수단을 갖추고 있습니다. 하나는 하지 근육에 의한 펌프 작용입니다(그림 4-21).

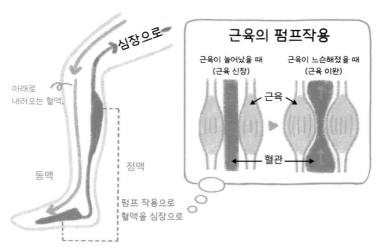

근육의 펌프작용

심장으로

아래로
내려오는 혈액

근육이 늘어났을 때
(근육 신장)

근육이 느슨해졌을 때
(근육 이완)

근육

동맥

정맥

혈관

펌프 작용으로
혈액을 심장으로

그림 4-21 근육이 정맥을 압박하여 혈액을 밀어낸다.

그러나 정맥이 단순한 관이라면, 중력에 의해 혈액은 다시 아래쪽으로 돌아오게 됩니다. 그것을 방지하기 위해 정맥 안에는 역류 방지판(정맥판막 = venous valve)이 있어서 역류하지 않도록 되어 있습니다.

그런데 판막의 기능이 약화되거나 근육의 펌프 기능이 저하되면 어떻게 될까요? 정맥 내에 혈액이 축적되어 정맥 벽에 가해지는 압력(정맥압)이 증가하게 됩니다.

고정맥압이 지속되면 피부의 상층과 하층에 변화가 생깁니다(그림 4-22).

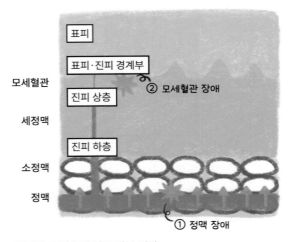

그림 4-22 고정맥압의 지속에 따른 피부 변화

먼저 ① 피하조직을 주행하고 있는 정맥에 정맥주위염이 발생합니다. 거기에다 지방조직의 혈액순환 장애로 인해 지방세포가 괴사하여 피하조직의 염증이 유발됩니다.

② 진피상층에서는 모세혈관에 장애가 생겨 산소나 영양소의 확산이 이루어지지 않게 됩니다. 이 때문에 조직이 허혈상태가 되어 피부의 장벽기능이 파괴됩니다. 그 결과 외부자극에 쉽게 반응하게 되면서 습진병변을 쉽게 형성하게 됩니다.

피하조직의 병변은 발적이나 압통을 동반하여 봉와직염 같아 보입니다. 언뜻 보면 봉와직염과 구별이 되지 않습니다(그림 4-23). 난치성 봉와직염은 초음파 검사로 정맥류 여부 등을 조사하는 편이 나을 수도 있습니다.

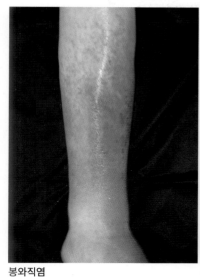
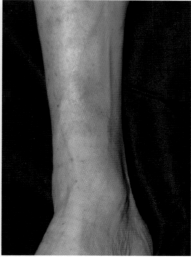

봉와직염   정맥울혈성 지방층염

그림 4-23 임상양상만으로는 구별할 수 없다.

치료는 정맥의 혈류장애를 개선하는 것이 중요하고, 탄력붕대나 압박스타킹 착용 또한 도움이 되며, 적당한 운동을 통해 근육 펌프에 의한 혈액순환을 촉진하는 것도 필요합니다. 하지정맥류가 원인일 때는 경화요법이나 정맥류 수술을 할 수도 있습니다.

5

피하조직의 병변③
(자가면역질환)

 피하조직 병변에서는 자가면역질환도 고려해야 하는군요.

 그렇지. 특히 결절홍반(erythema nodosum)은 다른 과에서 봉와직염으로 오인되어 치료되는 경우도 많아. 마주칠 가능성은 흔치 않지만 알아둘 필요가 있네.

 의사 국가고시 때 공부했지만, 잘 이해하지 못했어요.

 피하조직의 병변으로 정리해서 기억해 두면 쉽게 이해할 수 있을 거야. 그럼 자가면역질환에 대해 알아볼까.

5.1 결절홍반의 피부발진

자가면역질환에는 지방조직의 염증과 혈관 염증 두 가지 유형이 있습니다. 우선 지방조직 염증을 대표하는 결절홍반에 대해 살펴보겠습니다.

결절홍반의 발병기전은 명확히 규명되지는 않았지만, 편도염 등의 상기도 감염이 있고 약 2주 후에 발병하는 경우가 많기 때문에, 연쇄상구균과 같은 세균에 대한 자가면역반응(지연성의 IV형 과민반응이나 면역복합체에 의한 III형 과민반응)으로 추측됩니다.

자가면역반응에 의해 지방조직의 염증이 발생하고, 표면이 반들반들하고 경계가 불분명한 홍반이 생기며 열감, 부종, 동통을 동반합니다. 발열이나 백혈구 상승이 동반되기도 해서 봉와직염으로 오인될 수도 있습니다(표 4-7)[11].

표 4-7 결절홍반에서 볼 수 있는 임상, 검사 소견

발열	23%
백혈구 상승	24%

감별점은 피부발진의 분포입니다. 봉와직염이 단발성이고 편측성인데 반해(그림 4-24A), 결절홍반은 양쪽 다리(특히 정강이)에 다발성으로 발생하는 경우가 많아(그림 4-24B), 중요한 감별포인트가 됩니다. 다발성 봉와직염이 의심되는 병변은 결절홍반을 고려하도록 합니다.

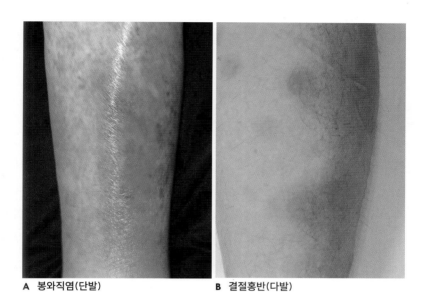

A 봉와직염(단발)　　　　　　**B** 결절홍반(다발)

그림 4-24 피부발진의 갯수로 구분한다.

또한 결절홍반은 Behçet병이나 염증성장질환 등 다양한 기저질환에 동반되어 발병하는 경우도 알려져 있으므로 이를 염두에 둔 문진도 중요합니다. 다만 원인을 특정할 수 없는 증례가 절반 이상을 차지한다고 보고 있습니다(표 4-8) [12,13].

표 4-8 결절홍반의 원인

결절홍반의 원인(해외)	결절홍반의 원인(일본)
1 특발성 : 55%	1 특발성 : 58%
2 감염증 : 28~48%	2 감염증 : 16%
3 사르코이드증 : 11~ 25%	3 베체트병 : 16%
4 약물 : 3~10%	4 염증성장질환 : 8%

결절홍반의 원인(해외)	결절홍반의 원인(일본)
5 임신성 : 2~5%	5 대동맥염 : 3%
6 염증성장질환 : 1~4%	

증상은 자연소실되는 경우가 많고, 소염제(NSAID)가 대증적 치료로 사용되고 있습니다. 다만 증상이 심한 경우에는 전신 스테로이드를 투여하는 경우도 있습니다.

5.2 　결절다발동맥염의 피부발진

혈관 자가면역질환의 대표적인 예는 결절다발동맥염(polyarteritis nodosa, PAN)입니다. 결절다발동맥염은 중간 굵기 정도의 동맥에 발생하는 전신성 혈관염입니다. 임상적으로는 발열, 관절통 등의 전신증상으로 발생하고 심장, 신장, 호흡기, 소화기 등의 여러 장기에 병변을 일으키며 때로는 피부 증상도 동반합니다. 증상이 피부에만 국한되는 경우도 있으며, 그 경우 피부형 결절다발동맥염이라고 합니다.

결절다발동맥염의 종류
- 전신형
- 피부형

결절다발동맥염의 피부발진도 피하조직의 병변이 다발성으로 발생하기 때문에, 결절홍반과 구분하기 어려울 수 있습니다. 그림 4-25는 A가 결절홍반, B가 결절다발동맥염인데 외형상으로는 구별할 수 없습니다.

이들 질환은 피부 조직검사로 감별할 수 있지만, 현실적으로 잘 시행되지 않고 있습니다. 따라서 내과에서 결절홍반으로 보고된 증례 중에, 결절다발동맥염이 포함되어 있을 가능성도 있습니다. 내과 의사가 진단할 때도 조직검사를 통해 확진하는 것이 중요하다고 생각합니다.

치료는 전신 스테로이드를 투여하고 면역억제제를 병용할 수도 있지만, 피부형 결절다발동맥염으로 증상이 경미하다면 대증요법만으로 경과를 관찰할 수도 있습니다. 피부형은 전신형에 비해 예후는 좋다고 하지만, 피부형에서 전신형으로 이행될 수도 있으므로 신중한 경과관찰이 필요할 것입니다.

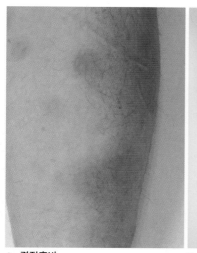 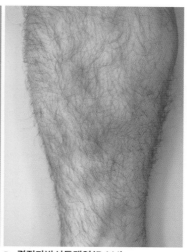

A 결절홍반   **B** 결절다발성동맥염(PAN)

그림 4-25 임상양상만으로는 구별할 수 없다.

지금까지의 내용을 그림 4-26의 플로우차트로 정리합니다. 병변이 비관절부일 경우 감염증, 순환장애, 자가면역질환 등 세 가지를 고려합니다. 그리고 이들은 병변의 수에 따라 어느 정도 감별을 좁힐 수 있습니다.

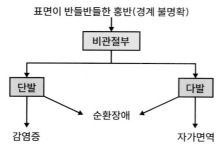

그림 4-26 피하조직 병변의 진단 플로우차트

아래에 증례를 제시하겠습니다. 지금까지의 내용을 복습하고 싶은 분은 증례 문제를 풀어 보십시오. 이 증례는 38°C 전후의 발열을 동반하고 있습니다.

증례 4-2 58세, 여성

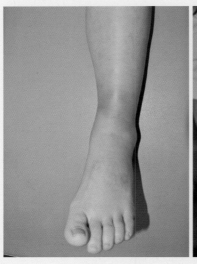 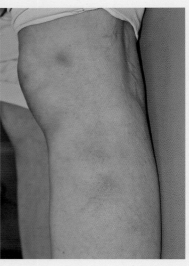

Q1 : 먼저 봐야 할 포인트는 어디인가?

Q2 : 다음에 봐야 할 포인트는?

Q3 : 감별진단은?

Q4 : 감별을 위해 필요한 것은?

Q5 : 진단은?

이 증례는 하지 홍반이네. 표면은 반들반들해 보이지?

 경계가 불명확하여 병변은 피하조직에 있을 것 같습니다. 봉와직염처럼 보입니다만….

 피하조직의 병변을 진단하려면 두 가지 사항을 주의해야 하네. 병변의 수와 관절부인지의 여부였지. 첫 번째 사진만 보면 봉와직염 같지 않은가? 근데 두 번째 사진을 보면 어떨까?

 다발성인 것 같습니다.

 맞아, 봉와직염이 다발성으로 생기는 경우란 거의 없다고 생각해도 돼. 다발성 병변이 관찰된다면 순환장애나 자가면역질환을 생각해야지.

 구체적으로 어떤 질환을 감별하는 건가요?

 순환장애에서 대표적인 질환은 정맥울혈성 지방층염이야. 하지정맥류가 있으면 혈액이 심장으로 돌아갈 수 없어서 정맥 벽에 가해지는 압력이 높아지지. 그로 인해 지방세포가 괴사하여 피하조직에 염증이 발생하게 돼. 종종 봉와직염으로 오인되어 치료되는 경우도 많으니 주의가 필요하네.

 자가면역질환은 어떻습니까?

 자가면역질환이라면 결절홍반과 결절다발성동맥염(PAN)이 감별 대상이지. 피하 지방조직의 염증으로 인한 결절홍반, 피하 지방조직을 통과하는 동맥의 염증으로 인한 것이 결절다발동맥염이지. 다만, 결절다발동맥염은 매우 드문 질환이니까, 임상에서는 결절홍반이 더 많을거야.

 이 증례는 순환장애인지 자가면역질환인지 어떻게 구별해야 합니까? 혈액검사인가요?

 이것들을 눈으로 구분하기는 어렵네. 게다가 혈액검사도 별 도움이 되지 않는 경우가 많다네.

[혈액검사 결과]
- WBC : 6,330/μL(정상수치: 3,000~7,800/μL)
- CRP : 4.66mg/dL(정상수치: ~0.3mg/dL)

CRP가 상승하고 있군요.

 봉와직염이든 자가면역질환이든 백혈구와 CRP는 상승하지. 게다가 정맥울혈성 지방층염에서도 상승할 수 있으므로 혈액검사로 감별하기는 어렵네. 다만 발열 유무는 중요한 감별점이 되네.

 이 증례는 발열이 있었습니까?

 38℃대의 발열이 있었네. 순환장애에서는 열이 나지 않는 경우가 많으니 자가면역질환일 가능성이 높겠지.

 반대로 발열이 없다면 순환장애로 생각할 수 있겠군요.

 그렇지도 않아. 피부감염이나 자가면역질환에서도 발열하지 않는 경우가 많아. 열이 없는 경우 주의해야 해(봉와직염 발열 빈도: 23~77%, 결절홍반의 발열 빈도: 23%).

 알겠습니다. 이 증례는 발열이 있어서 비교적 알기 쉽군요. 자가면역질환이라면 결절홍반과 결절다발동맥염을 감별해야 한다고 하셨죠? 어떻게 감별할 수 있을까요?

 외형은 거의 똑같아서 구별하기는 어려워. 감별하기 위해서는 조직검사가 필요하겠군. 이 증례는 조직검사를 통해 결절홍반으로 진단했다네. 대증적으로 소염제(NSAID)를 복용하여 치료했지만, 증상이 심할 경우에는 스테로이드 전신 투여가 필요한 경우도 있네.

A1 : 피부발진 표면의 특징, 주위와의 경계

A2 : 단발인가 다발인가? 관절부인가?

A3 : 순환장애, 자가면역질환

A4 : 피부 조직검사

A5 : 결절홍반

6 자반

이제 자반에 대해 알아볼까?

자반과 홍반을 착각할 때가 있나요? 색이 전혀 다른데요?

자반은 항상 자주색이라고 할 수는 없어, 붉은색 자반도 있으니 확실히 구분하는 것이 중요하네.

압시경법으로 확인하는 거였죠?

그렇지. 먼저 자반의 진단법을 설명해 볼까. 그리고 자반의 원인에 대해 생각해 보자.

6.1 자반의 감별진단

마지막으로, 홍반과의 감별이 중요한 자반에 대해 설명합니다. 자반은 피부 속에서 출혈이 발생하고 있음을 나타냅니다. 따라서 자반으로 진단한 경우 출혈의 원인이 혈관 자체에 있는지 혈액에 있는지를 고민해야 합니다(그림 4-27).

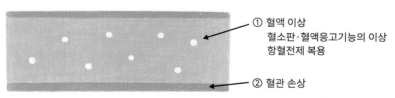

① 혈액 이상
혈소판·혈액응고기능의 이상
항혈전제 복용

② 혈관 손상

그림 4-27 출혈의 원인

혈관에서 혈액이 누출된 경우 보통 지혈 기전이 작동하여 즉시 혈전이 생성되며 지혈되므로 육안으로 확인할 수 있을 정도의 적혈구 누출은 드뭅니다. 그러나 혈소판이나 혈액응고기능 이상이 있거나, 항혈전제를 복용하고 있으면 지혈 기전이 제대로 작동하지 않아 자반을 형성합니다.

혈관 자체가 크게 손상된 경우에도 자반을 형성하며, 손상에는 두 가지 원인이 있을 수 있습니다.

혈관 손상의 원인
- 물리적 손상
- 혈관염

혈관 손상이 발생하는 가장 일반적인 원인은 물리적 손상입니다. 피부에 강한 충격이 가해졌을 때 혈관이 손상되어 자반을 형성합니다. 특히 노인의 경우 노화로 인해 혈관의 지지구조인 섬유조직이 약해져 있는 상태이므로 경미한 자극에도 혈관이 손상됩니다. 이러한 지지조직의 약화로 인한 혈관손상을 노인성자반(senile purpura)이라고 합니다.

혈관 손상의 또 다른 원인은 혈관염입니다. 자가면역기전에 의해 혈관벽이 파괴되어 자반을 형성합니다. 혈관염은 경우에 따라서는 치명적인 증상을 일으킬 수 있기 때문에 자반의 감별에서 가장 중요한 질환으로 생각할 수 있습니다.

혈관염의 자반을 임상양상으로 감별하는 방법은 없을까요? 다음 사진을 비교해 보십시오(그림 4-28). 노인성자반은 평평하지만 혈관염의 자반은 약간 부풀어 있습니다. 그 이유를 병리조직학적으로 살펴보겠습니다.

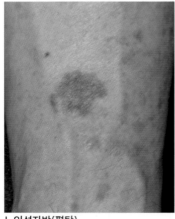 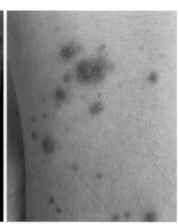

노인성자반(평탄)　　　　　혈관염(융기)

그림 4-28 혈관염 감별법

노인성자반의 경우 적혈구만 조직 내에 유출되기 때문에 융기가 없는 반면, 혈관염의 경우에는 적혈구 외에도 백혈구 침윤에 의한 염증을 동반하고 있어서 피부발진은 약간 융기합니다(그림 4-29).

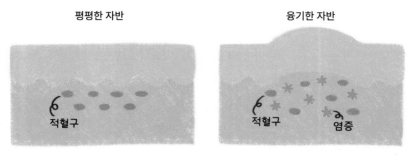

그림 4-29 혈관염의 감별법

이렇게 약간 융기한 자반을 「palpable purpura(촉지성 자반)」이라고 합니다. 피부과 진찰에서는 시진뿐만 아니라 촉진도 매우 중요합니다. 먼저 눌러서 홍반과 자반을 감별하고 그다음에 융기 여부에 따라 혈관염을 감별하는 것입니다.

다음은 자반의 진단 플로우차트입니다(그림 4-30).

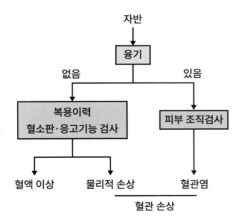

그림 4-30 자반의 진단 플로우차트

자반을 보면 가장 먼저 확인할 것은 자반의 융기 여부입니다. 융기된 경우는 혈관염을 의심하고, 확진하기 위해 조직검사를 고려합니다. 융기가 없는 자반의 경우, 우선 항혈전제 복용이력을 확인하고 혈액검사로 혈소판과 혈액응고기능의 이상 여부를 검사합니다. 항응고제나 항혈전제 복용이력이 없고 혈액검사에서 이상이 없다면 물리적 손상으로 판단해도 좋습니다.

다만 몇 가지 원인이 중복될 수 있으므로 주의해야 합니다. 예를 들어 항혈전제를 복용하고 있는 환자가 혈관염을 일으킬 수도 있습니다. 한 가지 원인을 찾았다고 만족하지 말고, 철저히 살펴보는 것이 중요합니다.

6.2 혈관염의 피부발진

혈관염에 대해 좀 더 자세히 알아보겠습니다. 혈관염은 자가면역기전에 의해 혈관벽에 염증이 생겨 혈관 내강의 협착이나 폐색, 심한 경우 동맥류까지 생기는 질환입니다. 혈관염의 증상은 염증에 의한 발열 등의 전신증상과 혈관 협착으로 인한 장기의 허혈증상, 두 가지로 나눌 수 있습니다(표 4-9).

혈관염은 종류에 따라 병변이 생기기 쉬운 혈관의 굵기가 다릅니다. 굵기에 따라 크게 3가지 패턴으로 분류되어 진단에 큰 도움이 됩니다(표 4-10).

표 4-9 혈관염의 증상

전신증상	발열, 관절통
장기의 허혈증상	신장 장애, 소화관 출혈, 말초신경염 등

표 4-10 혈관 굵기에 따른 혈관염 분류

대형 혈관염	대동맥과 주요 분지
중형 혈관염	주요 장기 동맥
소형 혈관염	장기내동맥, 세동맥, 모세혈관

일반적으로 큰 혈관에 발생하는 대형 혈관염은 협착현상이 다소 있어도 허혈증상이 나타나지 않기 때문에 전신증상만 오래 지속되어 불명열(FUO)처럼 보일 가능성이 높습니다. 반면 세동맥이나 모세혈관을 침범하는 소형 혈관염은 내강의 협착이나 폐색이 단기간에 발생하여 장기를 침범하는 증상이 쉽게 발생합니다.

피부에서 발생하는 혈관염은 중형 또는 소형 혈관염에 해당됩니다. 중형혈관은 피하조직을 주행하는 피부동맥(cutaneous artery)이고 소형혈관은 진피상층의 세동맥 및 모세혈관입니다(그림 4-31).

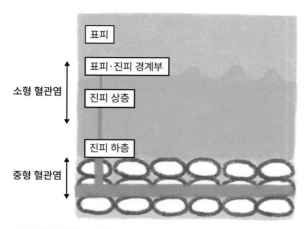

소형 혈관염

표피
표피·진피 경계부
진피 상층
진피 하층

중형 혈관염

그림 4-31 피부에 발생하는 혈관염

중형 혈관염의 대표격이라 할 수 있는 것이 결절다발동맥염이며, 소형 혈관염은 다시 ANCA관련 혈관염(ANCA [Anti-neutrophil cytoplasmic antibody]-associated vasculitis)과 면역복합체성 혈관염(IgA 혈관염 등)으로 분류됩니다(표 4-11).

표 4-11 피부혈관염의 종류

중형 혈관염	결절성 다발동맥염
소형 혈관염	① ANCA관련 혈관염, ② 면역복합체성 혈관염

혈관염의 피부 증상은 침범되는 혈관의 깊이와 크기에 따라 다릅니다. 진피의 얕은 혈관에서 혈관염이 생기면 혈관벽이 손상되어 출혈을 일으키고 자반(촉지성 자반)을 형성합니다. 반면 진피 하층 피하조직 내의 혈관은 혈관벽이 두껍기 때문에 출혈은 잘 일어나지 않으며 피하조직의 염증이 주요 임상소견이 됩니다(그림 4-32).

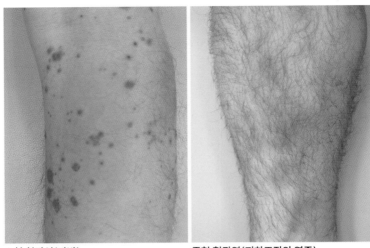

소형 혈관염(자반)   중형 혈관염(피하조직의 염증)

그림 4-32 혈관염의 피부 증상

이렇게 임상양상으로 침범되는 혈관을 구별할 수는 있지만, 촉지성 자반이라는 사실만으로는 소형 혈관에서 발생하는 ANCA관련 혈관염과 면역복합체성 혈관염을 감별할 수 없으므로 주의가 필요합니다(그림 4-33).

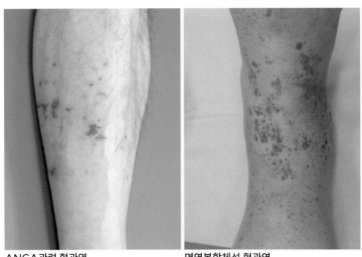

ANCA관련 혈관염   면역복합체성 혈관염

그림 4-33 임상증상만으로는 구별할 수 없다.

진단하기 위해서는 먼저 조직검사를 해서 혈관염을 확인한 후 혈액검사를 통해 ANCA를 측정하고, 생검 조직에 대한 형광항체검사를 시행하여 면역글로불린 침착 여부를 확인해야 합니다.

소형 혈관염의 진단법
① 조직검사를 통해 혈관염 확인
② ANCA 측정
③ 형광항체법으로 면역글로불린 침착 확인

소형 혈관염에서는 동반증상으로 신장증상이나 소화기증상 등 다양한 장기의 침범소견이 관찰됩니다. 장기침범 증상이 먼저 나타나고 그 후에 피부증상이 나타나는 경우도 있으므로 내과 등에서 피부과로 의뢰하는 경우도 많습니다. 내과에서 검사중인 환자에게 자반이 나타난 경우는 주의해야 합니다(표 4-12)[4,15].

표 4-12 소형 혈관염의 장기침범 소견

ANCA 관련 혈관염(현미경적 다발혈관염)	76%에서 신장증상, 폐증상 선행
면역복합체성 혈관염(IgA 혈관염)	14~36%에서 소화기증상 선행

ANCA관련 혈관염은 치명적일 수 있으므로, 치료는 기본적으로 스테로이드와 면역억제제의 병용 치료입니다. 반면 면역복합체성 혈관염일 경우 피부 증상만 있는 경우도 있어, 장기 침범의 유무에 따라 스테로이드 투여 여부를 결정합니다.

이렇게 혈관염 진료는 복잡하기 때문에 피부과 이외의 의사가 진단하기 어려울 수 있습니다. 피부증상만 있더라도 혈관염을 충분히 의심할 수 있습니다. 혈관염을 의심할만한 자반이 있다면 피부과로 의뢰해 주십시오.

이제 증례를 보겠습니다. 지금까지의 내용을 복습하고 싶은 분은 증례 문제를 풀어 보십시오. 증례 4-3은 항혈전제를 복용하지 않았으며, 증례 4-4는 와파린을 복용하고 있습니다.

증례 4-3   89세, 남성

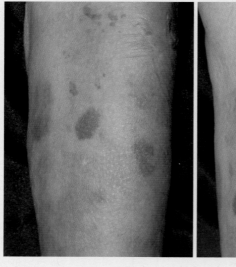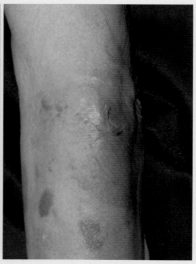

Q1 : 먼저 봐야 할 포인트는 어디인가?

Q2 : 다음에 봐야 할 포인트는?

Q3 : 어떤 원인을 생각할 수 있는가?

Q4 : 감별하기 위해 필요한 것은?

Q5 : 진단은?

이건 팔의 병변이군. 표면은 매끄럽고 반들반들해 보여.

이 피부발진은 홍반은 아닌 것 같군요. 자색(보라색)이니 자반이라고 생각합니다만.

그렇지? 이 증례는 이해하기 쉽지만, 자반이라고 해서 반드시 보라색은 아니야. 붉은기가 섞인 자반은 홍반과 구별하기 어려우니 주의해야 해.

자반이라는 이름인데 자색이 아니라니, 혼란스럽군요.

자반은 피부내 출혈로 인한 피부발진이기 때문에 색은 관계없어. 반점은 홍반이나 갈색반, 흑색반 등 색으로 분류되어 있는데 자반만 따로 분류되어 헷갈리네. 이런 부분이 피부과가 어렵다고 생각되는 이유지. 그리고 홍반과 자반을 감별하는 방법은 알고 있나?

압시경법이죠?

맞아. 유리판으로 눌러보는 게 본래 방법이지만, 손가락으로 누르는 것만으로도 충분해. 홍반은 혈류 증가에 의한 피부발진이기 때문에 누르면 혈관이 눌리면서 사라져 버리지. 자반은 출혈에 의한 피부발진이니까 눌러도 사라지지 않는다네.

이 증례는 어땠습니까?

손가락으로 눌러도 사라지지 않으니 자반이 확실해(그림 1).

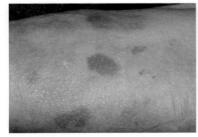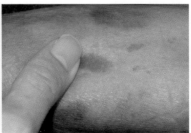

그림 1 자반은 손가락으로 눌러도 사라지지 않는다.

그다음 생각해 봐야 할 것은 자반의 원인이겠지. 원인이 무엇이라고 생각하나?

혈액응고의 문제일까요?

그렇지. 하지만 자반에는 두 가지 원인을 생각할 수 있어. 하나는 혈소판, 응고인자 등 혈액의 이상. 다른 하나는 혈관 손상이야. 혈액 이상에는 항혈전제 복용도 포함해야 겠지.

우선 복용약 확인이 필요하겠군요.

맞아, 그렇다네. 이 환자는 항혈소판제나 항응고제는 복용하지 않은 것 같아. 다음 혈액검사를 볼까.

[혈액검사 결과]

- 혈소판 : 15.6 × 10⁴ μ/L(정상수치 : 13.1~36.2 × 10⁴/μL)
- PT-INR : 1.08 (정상수치 : 0.85~1.15)
- aPTT : 30.6초 (정상수치 : 24.3~36.0초)

혈액 이상은 없는 것 같군요. 그럼 혈관 손상일까요?

그렇지, 그러면 혈관 손상 원인에는 어떤 것들이 있을까?

타박상 같은 물리적 손상일까요?

하나는 물리적인 손상이고 다른 하나는 혈관염이야. 혈관염의 자반은 융기되는 것이 특징이지. 이 증례는 융기가 없으니 물리적 손상인 것 같아. 특히 노인들은 혈관 주변 조직이 약해져서 약간의 자극만으로도 출혈하기 쉬워. 이 환자는 89세의 고령이라네.

자세히 보니 피부가 찢어진 부분도 있네요.

피부가 약하고 벗겨지는 일이 반복되고 있는 것 같군. 물리적 손상에 의한 자반으로 봐도 좋을 것 같아. 요컨대 노화로 인해 피부가 약해지고 그에 따라 생기는 자반을 노인성자반이라고 부르기도 해. 이 증례는 노인성자반으로 진단되었지.

A1 : 피부발진 표면의 특징

A2 : 압시경법

A3 : 혈소판·응고기능 이상, 혈관 손상

A4 : 융기의 유무, 복용이력, 혈액검사

A5 : 노인성자반

해설동영상

제
1
부

제
2
부

제
3
부

제
4
부

제
5
부

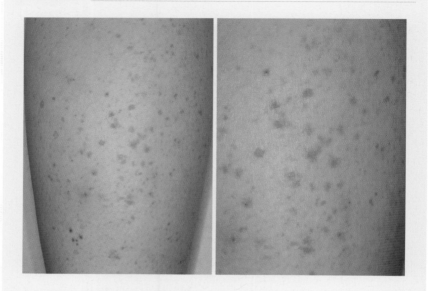

Q1 : 먼저 확인해야 할 포인트는 어디일까?

Q2 : 다음에 확인해야 할 포인트는?

Q3 : 어떤 원인을 고려해야 할까?

Q4 : 감별하기 위해 필요한 것은?

Q5 : 진단은?

자, 이제 마지막 증례네. 다리에 피부발진이 있는 것 같군.

 홍반일까요? 표면은 매끄러워 보이네요.

 정말 홍반일까?

 어….

 붉은 반점은 홍반뿐만 아니라 자반일 가능성도 고려해야 하지. 자반도 진피 병변이기 때문에 표면은 반들반들하네.

 그렇군요. 우선 압시경법으로 확인해야겠군요.

 그렇지. 이 증례는 눌러도 사라지지 않으니 자반인 것 같군. 그럼 자반의 원인이 무엇인지 생각해 볼까?

 두 가지 원인이 있었어요. 혈액 이상과 혈관 손상입니다. 먼저 복용약은 어떻습니까?

 이 증례는 항응고제(와파린)를 복용하고 있어. 혈액검사에서도 PT-INR이 연장되어 있군.

[혈액검사 결과]

- 혈소판 : 13.4 × 10^4 / μL (정상수치 : 13.1~36.2 × 10^4 / μL)
- PT-INR : 1.71 (정상수치 : 0.85~1.15)

 그렇다면 항응고제 복용에 의한 자반으로 진단해도 좋을까요?

 진단은 아직 이르네. 일단은 혈관 손상에 대해서도 생각해 봐야지. 혈관 손상의 원인에는 어떤 것들이 있을까?

 물리적 손상과 혈관염입니다. 고령자는 혈관의 주변 조직이 약해져서 물리적 손상을 받기 쉽다는 것이었죠.

맞네. 하지만 이 환자는 44세니까 노인성자반일 가능성은 낮을 거야. 물리적 손상과 혈관염을 어떻게 감별할 수 있을까?

조직검사인가요?

조직검사로 확인은 할 수 있지만, 그 전에 임상양상으로 추측해 보는 것이 좋겠지. 혈관염의 자반은 약간 융기되는 경우가 많아.

그렇군요.

물리적 손상으로 인한 자반은 진피로 적혈구만 나오기 때문에 평평하지. 혈관염은 진피로 적혈구만 나오는 것이 아니라 백혈구에 의한 염증도 존재하기 때문에 부풀어 보이는 거네. 사진만으로는 이해하기 어려울 수 있지만, 이 증례는 만져보면 융기해 있어.

촉진도 중요한 것이군요.

피부과 진단 전반에 걸쳐 중요한 건데, 자반 진단에서는 촉진이 특히 중요하네. 압시경법으로 자반을 확인할 때와 융기했는지 여부로 혈관염을 확인할 때야.

이 증례는 혈관염으로 진단해도 좋을까요?

혈관염이 의심스럽지만, 만약을 위해 조직검사를 해서 확인할 필요가 있지. 이 증례는 조직검사에서 혈관염으로 진단할 수 있었네. 혈관 염증으로 혈관이 파괴되어 자반이 되었던 것이지.

전신 스테로이드제나 면역억제제로 치료하나요?

혈관염이라는 것은 확인했는데, 그 다음에는 혈관염 종류를 진단해야 하네. 혈관염 종류에는 어떤 것이 있을까?

ANCA관련 혈관염은 알고 있습니다만….

혈관염에는 여러 종류가 있는데, 각각 치료법이 다르거든. 대표적인 것은 ANCA관련 혈관염과 면역복합체성 혈관염이네. 진단하기 위해서는 혈액검사로 ANCA를 측정하고, 생검 조직에 대한 형광항체법으로 IgA침착을 확인할 필요가 있네. 이 증례는 ANCA 음성이었으나, 형광항체법으로 혈관벽에 IgA 침착이 있었기 때문에 IgA 혈관염으로 진단되었지.

혈관염 진단은 어렵군요.

 물론 피부 조직검사나 형광항체법이 필요하기 때문에, 피부과 이외의 전문의가 진단하기는 쉽지 않을 거야. 하지만 「혈관염일 수도 있다」는 의심까지는 할 수 있어야 하네. 자반을 보면 융기 여부를 확인하는 것을 잊지 않도록.

A1 : 피부발진 표면의 특징

A2 : 압시경법

A3 : 혈소판· 응고기능 이상, 혈관 손상

A4 : 융기의 유무, 피부 조직검사

A5 : 혈관염(IgA 혈관염)

해설동영상

여러분은 조직검사에 대해 어떤 이미지를 가지고 있습니까? 피부과 의사가 되기 전에는 조직검사는 절대적인 검사이자, 진단의 끝판왕이라는 인상을 가지고 있었습니다. 하지만 피부과 전문의가 된 이후로는 그 한계를 매일매일 깨닫고 있습니다.

피부 조직검사는 다른 기관의 생검과 달리 비교적 간단하기 때문에, 피부과 의사가 막 되었을 때는 진단이 모호하면 피부 조직검사만 하면 된다고 생각했습니다. 하지만 현실은 달랐습니다. 피부 조직검사의 시행 상황을 두 가지로 나누어 생각해 보겠습니다.

피부 조직검사의 시행 상황
① 확진을 위해
② 진단이 분명하지 않을 때

예를 들어 악성종양을 의심할 때 임상양상만으로는 확진을 할 수 없습니다. 이 경우 확진을 위해 검사를 실시합니다. 조직검사가 가장 위력을 발휘하는 것은 이런 종양성 병변입니다. 조직검사를 해서 조직학적으로 이형성세포(dysplastic cell)를 확인하고 확진합니다. 그 외에도 혈관염이나 사르코이드증 등 조직학적으로 확진하는 질환에서는 조직검사의 중요성이 높아집니다.

그런데 염증성 질환은 어떨까요? 이 경우 조직검사가 항상 도움이 된다고 할 수 없습니다. 예를 들어 원인을 알 수 없는 중독발진을 조직검사하면 진피의 염증 소견만을 얻을 수 있습니다. 그러나 원인이 약물인지 바이러스인지는 병리조직에서 찾을 수 없습니다. 진단을 알 수 없는 피부발진을 조직검사한다고 해서 진단으로 이어질 가능성은 높지 않습니다.

다른과 의사선생님들로부터 의뢰받을 때도 피부 조직검사에 대한 과도한 기대를 느낄 수 있습니다. 예상치 못한 소견을 얻어 진단에 이르는 경우도 드물게 있지만, 무턱대고 검사를 한다고 해서 얻을 수 있는 것은 거의 없습니다. 가장 중요한 것은 임상 진단(clinical impression)이며, 검사는 임상 진단의 확인을 위해 시행할 뿐입니다.

조직검사는 매우 유용한 검사이지만 만능은 아닙니다. 피부 조직검사에 지나친 기대를 걸기보다는 먼저 피부발진을 보는 눈을 기르는 것이 중요합니다.

4부 요약

마지막으로 이번 단원의 내용을 플로우차트로 요약해 보겠습니다(그림 4-34).

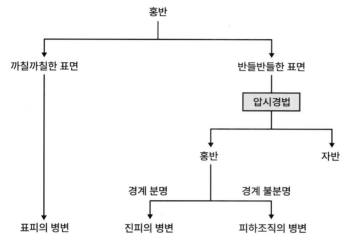

그림 4-34 홍반의 진단 플로우차트

표면이 반들반들한 붉은 반점은 진피의 홍반 외에, 피하조직의 홍반과 자반의 감별이 필요합니다. 우선 압박으로 소실되지 않을 경우에는 홍반이 아니라 자반입니다.

압박으로 소실될 경우에는 홍반으로, 병변이 진피나 피하조직에 존재합니다.

피부의 얕은 부위(진피)에 병변이 있으면 홍반의 경계는 명확하고, 깊은 부위(피하조직)에 병변이 있으면 경계는 불명확해집니다.

피하조직의 병변(그림 4-35)

표면이 반들반들하고 경계가 불분명한 홍반의 경우는, 피하조직에 병변이 있음을 의미합니다. 피하조직에 병변을 형성하는 질환은 감염증, 순환장애, 자가면역질환, 급성관절염 등 네 가지입니다.

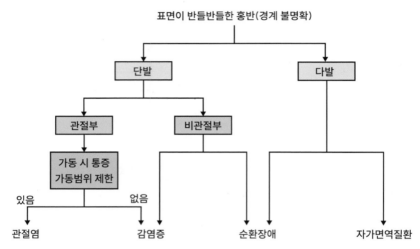

그림 4-35 피하조직 병변의 진단 플로우차트

감별진단을 위해 먼저 병변의 수를 확인합니다. 단발성일 경우 감염증이나 순환장애를 고려합니다. 병변이 관절부에 있다면 감염증과 급성 관절염을 감별해야 합니다. 관절염일 경우, 관절의 가동범위 제한과 가동 시 통증이 있습니다. 관절염을 의심할 때는 류마티스 내과의사와 상담하도록 합니다.

반면 병변이 다발성인 경우는 자가면역질환이나 순환장애를 고려합니다.

7.2　자반(그림 4-36)

　자반을 보면, 먼저 피부발진의 융기 유무를 확인합니다. 융기되어 있는 경우는 혈관염 가능성이 있으므로 피부 조직검사를 고려합니다.

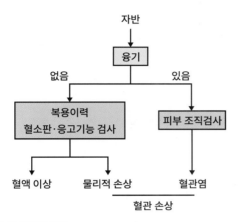

그림 4-36　자반의 진단 플로우차트

　융기되어 있지 않는 경우는, 혈액 이상과 혈관 장애 두 가지 가능성이 있습니다. 먼저 항혈전제를 복용하고 있는지 확인하십시오. 그다음, 혈소판과 혈액응고 기능 혈액검사를 실시합니다.

　노인들은 혈관이 쉽게 손상되어, 혈액 이상이 없어도 자반이 생길 수 있습니다.

문헌

1) 北島康雄：皮疹の診かたの基本的ロジック．medicina 51：786-791，2014

2) Raff AB，Kroshinsky D：Cellulitis：A Review．JAMA 316：325-337，2016：**PMID** 27434444

3) Jansen TL，Janssen M，van Riel PL：Grand rounds in rheumatology：acute rheumatic fever or post-streptococcal reactive arthritis：a clinical problem revisited．Br J Rheumatol．37：335-340，1998 **PMID** 9566678

4) Stevens DL，Bisno AL，Chambers HF，et al：Practice guidelines for the diagnosis and management of skin and soft tissue infections：2014 update by the infectious diseases society of America．Clin Infect Dis 59：147-159，2014．**PMID** 24947530

5) Alsaawi A，Alrajhi K，Alshehri A，et al：Ultrasonography for the diagnosis of patients with clinically suspected skin and soft tissue infections：a systematic review of the literature．Eur J Emerg Med 24：162-169，2017 **PMID** 26485694

6) David CV，Chira S，Eells SJ，et al．：Diagnostic accuracy in patients admitted to hospitals with cellulitis．Dermatol Online J 17：1，2011 **PMID** 21426867

7) Carpenter CR，Schuur JD，Everett WW，et al：Evidence-based diagnostics：adult septic arthritis．Acad Emerg Med 18：781-796，2011 **PMID** 21843213

8) 益田郁子，山中寿：痛風の診断．治療 88：2681-2686，2006 **NAID** 40015170810

9) Gunderson CG，Martinello RA：A systematic review of bacteremias in cellulitis and erysipelas．J Infect 64：148-155，2012 **PMID** 22101078

10) Chira S，Miller LG：Staphylococcus aureus is the most common identified cause of cellulitis：a systematic review．Epidemiol Infect 138：313-317，2010 **PMID** 19646308

11) García-Porrúa C，González-Gay MA，Vázquez-Caruncho M，et al：Erythema nodosum：etiologic and predictive factors in a defined population．Arthritis Rheum 43：584-592，2000 **PMID** 10728752

12) Schwartz RA，Nervi SJ：Erythema nodosum：a sign of systemic disease．Am Fam Physician 75：695-700，2007 **PMID** 17375516

13) 神久美，他：リウマチ病の特徴と治療法 結節性紅斑．からだの科学増刊リウマチ・膠原病，pp133-136，日本評論社，1993

14) Niiyama S，Amoh Y，Tomita M，et al：Dermatological manifestations associated with microscopic polyangiitis．Rheumatol Int 28：593-595，2008 **PMID** 18066552

15) 日本皮膚科学血管炎・血管障害診療ガイドライン改訂版作成委員会：血管炎・血管障害診療ガイドライン2016年改訂版．日本皮膚科学会雑誌 127：299-415，2017 **NAID** 130005482404

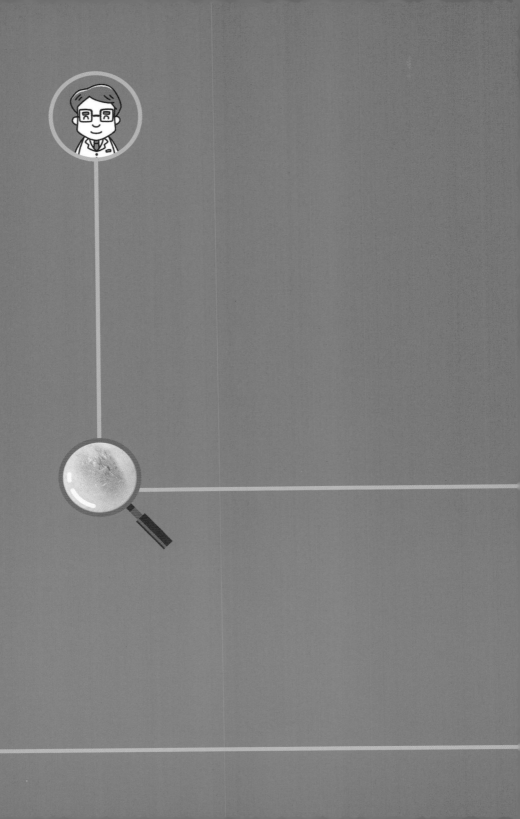

제 5 부

피부과 진단 추론 심화학습

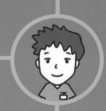

매크로하게 파악하는 진단학

지금까지는 구체적인 진단 요령을 설명했지만, 더 나아가 진단능력을 높이기 위해 진단 그 자체에 대해 좀 더 넓은 시야에서 생각해 볼까. 환자를 본 다음 이런 질환이다라고 진단을 내리는 일이 어떻게 이뤄지는지 분석하면 진단능력을 향상시킬 수 있는 비법을 알 수 있을 거라 생각하네.

진단이 이루어지는 과정에 대해 지금까지 생각해 본 적이 없었습니다.

진단 추론이라는 말, 들어본 적 있나?

이름은 들어본 적 있습니다.

여기서 얘기하고자 하는 것이 바로 진단 추론의 개념이야. 그 보다 앞서, 인간의 인지과정(cognitive process)에 대해 먼저 알아야 하네. 인간이 무엇인가를 인지하는 방식에는 두 가지 시스템이 있어.

왠지 어려울 것 같아요.

다소 어려워보일 수도 있지만, 지금까지와는 다른 각도에서 진단에 대해 생각해 보는 계기가 될 거야.

1.1 인지 심리학

지금까지는 수련의나 다른과 전공의를 대상으로 피부과 진단 요령을 설명해 왔지만, 여기서부터는 좀 더 자세히 공부하고 싶은 분들만을 대상으로 한 내용입니다.

다만 진단 자체에 대한 고찰이기 때문에 피부과에 국한되지 않은 보편적인 내용을 다루고 있습니다. 따라서 피부과 진료의 상세한 부분에는 흥미가 없는 분들에게도 유용할 것이라 생각합니다.

피부과 진단은 시각정보에 의존하는 부분이 크기 때문에 '특정 임상양상 -> 특정 질환'이라는 식의 일대일 대응의 단순 암기가 되기 쉽고, 이 때문에 오히려 진단 그 자체에 대해 체계적으로 생각할 기회가 적다고 느껴집니다.

이 장에서는 진단에 대해 좀 더 넓은 시야에서 생각해 보고자 합니다. 당장 적용 가능한 간편한 진단매뉴얼 같은 내용은 아닙니다. 하지만 이를 통해 마이크로(미시적) 시각뿐만 아니라 매크로(거시적) 시각을 가지면 사고의 폭이 넓어집니다. 진단학을 거시적으로 파악하기 위해, 우선 인간의 인지과정에 대해 생각해 보겠습니다.

심리학·행동경제학 분야에서는 인간의 사고 회로에는 「빠른 사고」와 「느린 사고」, 두 종류가 있다고 봅니다. 이것을 이중 프로세스 이론(dual process theory)이라고 하며, 각각 시스템 1(빠른 사고)과 시스템 2(느린 사고)로 명명됩니다. 이 이론은 인지심리학자 다니엘 카네먼(노벨경제학상 수상자)이 2011년 출판한 일반 대중을 대상으로 출간한 책 『Fast & Slow』(하야카와·논픽션 문고)[1]을 통해 널리 알려졌습니다(그림 5-1).

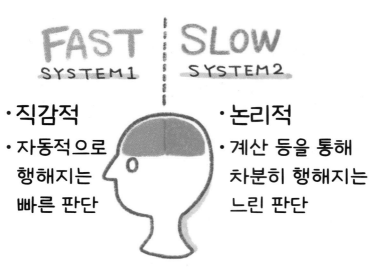

그림 5-1 이중 프로세스 이론

시스템 1은 빛이나 소리에 대한 반응이나 표정에서 감정을 읽는 등 직감적인 판단입니다. 동물에게 공통된 선천적인 능력으로, 맹수를 두려워하는 것 같은 직감적으로 위험을 피하는 민첩한 행동은 시스템 1에 의한 것이라고 합니다. 자동적으로

---

1 역자주: 원서의 제목은 『Thinking, fast and slow』, 우리나라에서는 2018년 김영사에서 『생각에 대한 생각』이란 이름으로 번역출간 되었다.

작동하며 판단하는 데 에너지는 거의 필요하지 않습니다.

반면, 시스템 2는 의식적이고 논리적인 사고 회로로, 어려운 수의 계산이나 복잡한 절차를 필요로 하는 작업을 담당합니다. 인간이 수렵생활을 하던 시절에는 주로 시스템 1을 사용하여 생활했습니다. 그러나 농경이 시작된 이후 생활방식이 복잡해짐에 따라 시스템 1만으로는 대처할 수 없게 되어 시스템 2를 발전시켜 온 것입니다.

하지만 시스템 2를 작동하는 데는 높은 집중력이 필요하고, 더 큰 부하가 걸립니다. 그러므로 일반적으로는 먼저 시스템 1을 사용하고 시스템 1으로 처리할 수 없는 상황에서만 시스템 2가 동원됩니다. 구체적인 예를 들면, 「2×2」의 계산에는 시스템 1, 「24×36」의 계산은 시스템 2가 동원됩니다. 이처럼 인간의 뇌는 외부 자극에 대해 상황에 따라 직감과 논리를 유연하게 구사하여 의사결정을 내리고 있는 것입니다 (그림 5-2).

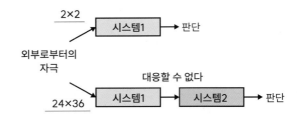

그림 5-2 의사결정 프로세스

1.2 진단학과 이중 프로세스 이론

이중 프로세스 이론은 진단학에서도 성립됩니다. 진단학 분야에서는 시스템 1을 직관적 진단, 시스템 2를 분석적 진단이라고 합니다.

> **2 종류의 진단 프로세스**
> - 직관적 진단(시스템 1)
> - 분석적 진단(시스템 2)

진단학에서는 「직감」이 아니라 주로 「직관」이라는 말이 사용되고 있습니다. 두 용어는 비슷한 의미이지만, 철학 분야에서는 직감(inspiration)은 본능에 기반한 우연한 영감을, 직관(insight)은 경험에 기반한 판단을 의미하는 것으로 구분되어 있습니다.

직관적 진단은 과거에 경험한 질환의 임상양상(패턴)과 비교하여 순식간에 깨닫는 패턴인식(pattern recognition)에 의한 진단법입니다. 예를 들겠습니다.

70세, 남성

텔레비전을 시청하던 중, 갑자기 지금까지 한 번도 경험한 적 없는 극심한 두통을 느꼈다.

이 증례를 본 사람은 몇 초 이내에 「지주막하출혈(subarachnoid hemorrhage: SAH)」을 떠올렸을 것입니다. 이러한 패턴인식은 하나하나 검토하고 판단하는 프로세스를 단축시킬 수 있으므로 단시간에 진단에 도달할 수 있습니다. 따라서 효율적인 진료에 있어 빠질 수 없지만, 최근 경험한 증례나 강한 인상을 받았던 증례에 쉽게 끌려갈 수 있다는 단점도 있습니다.

다음 증례는 어떻습니까?

59세, 남성

사흘 전부터 두통을 느꼈고, 서서히 악화되어 외래를 찾았다.

직관적으로 유사한 패턴을 인식할 수 있을 때는 이것저것 생각하지 않고 바로 진단할 수 있지만, 이처럼 「언뜻 보기에 무엇인지 잘 모르겠다」는 경우에는 여러 가지를 따져 보고 분석적으로 생각해야만 진단에 이를 수 있습니다. 이 사고 과정이 분석적 진단입니다. 직관적 진단에 비해 객관성이 높고 최종 감별진단 대상으로 추려지는 질환수도 적지만 많은 정보(와 그 처리과정)를 필요로 하기 때문에 시간이 걸리는 것이 단점입니다.

바쁜 외래 진료에서는 모든 환자에 대해 분석적 진단을 수행할 시간과 여력이 없습니다. 그래서 숙련된 임상의들은 직관과 분석을 조화롭게 섞어 가며 진단을 합니다. 많은 증례에서 시스템 1을 이용하여 직관적이고 효율적으로 진단을 하고, 시스템 1로 처리할 수 없는 경우에 시스템 2를 동원하여 분석적으로 진단을 하는 것입니다(그림 5-3).

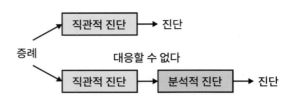

그림 5-3 외래진료에서의 진단 프로세스

초보자는 경험이 부족하기 때문에 과거에 경험한 증례를 떠올리며 직관적으로 진단할 수 없습니다. 반면에 분석적 진단은 논리적 사고방식이기 때문에 의식적으로 배우고, 효율적으로 그 능력을 향상시킬 수 있습니다. 그리고 증례 하나하나에 대해 꼼꼼하게 분석적 진단을 반복하다보면 점차 그 프로세스를 의식하지 않고 직관적으로 진단할 수 있게 됩니다. 즉 직관적 진단능력을 향상시키기 위해 분석적 진단을 배워야 합니다.

진단능력을 향상시키기 위해 「많은 증례를 경험하는 것이 중요하다」는 말이 있지만, 엉성한 직관적 진단을 반복하는 것만으로는 수백 건의 증례를 경험하더라도 진단능력은 향상되지 않을 것이라 생각합니다.

1.3 진단 추론이란

그럼 분석적 진단 과정에 대해 조금 더 자세히 설명하겠습니다. 방금 예로 든 두통 증례를 꼼꼼히 따져보겠습니다. 우선 편두통, 감기로 인한 두통, 부비동염, 지주막하출혈 등의 감별진단을 떠올리며 발열이나 수막자극 증상의 유무, 머리 CT 검사 등을 통해 진단에 도달합니다(그림 5-4).

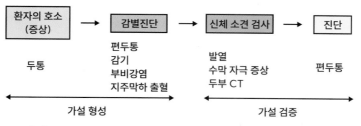

그림 5-4 두통의 진단 프로세스

이 진단 프로세스는 크게 두 가지 과정으로 나눌 수 있습니다. 우선 환자의 호소 (증상)으로부터 시작해서 몇 가지 감별진단을 떠올리는 과정과 그리고 신체소견이나 검사 등을 통해서 최종 진단에 이르는 과정입니다. 전자를 가설형성, 후자를 가설검증이라고 합니다.

의대생이나 수련의는 가설형성 과정에서 감별진단을 능숙하게 내놓지 못하는 경우가 많을 것입니다. 그 이유는 무엇일까요? 숙련된 임상의사의 머릿속에는 환자의 호소를 듣고 감별진단을 내놓기까지의 사고 과정이 존재합니다.

그러나 이런 사고 과정이 무엇이며 어떻게 작동하는지 구체적으로 설명된 바도 없고, 의과대학에서 이런 사고 과정에 대해 교육받은 적도 없기 때문에, 의대생이나 수련의는 감별진단을 능숙하게 내놓지 못하는 것입니다.

신체소견이나 검사 결과는 절대적인 것이 아니며, 확률론적으로 진단을 내려야 합니다. 이것 또한 제대로 배운 적이 없기 때문에 무분별하게 검사를 남발하고, 오히려 위(거짓)양성이나 위(거짓)음성 등의 결과에 혼란스러워하는 경우가 종종 있습니다.

진단 추론이란, 블랙박스였던 이러한 사고 과정와 접근방식을 언어로 구체화한 것입니다(그림 5-5).

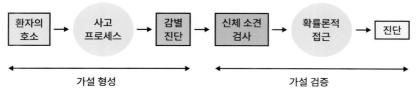

그림 5-5 진단 추론 과정

많은 의사들이 임상현장에서 분석적 진단을 수행하고 있습니다. 그러나 무의식적으로 수행되어 암묵지(暗默知)[2]가 된 경우가 많기 때문에 진단 추론의 방법은 개개인이 자신의 경험으로 독자적으로 구축할 수밖에 없었습니다. 하지만 분석적 진단의 사고 과정이 언어를 통해 구체적으로 표현되면서, 그 과정이 무엇인지 알게 되고 또한 그것을 교육을 통해 익힘으로써, 진단능력을 효율적으로 높일 수 있게 되었습니다.

진단 추론을 배우는 데 매우 유용한 서적이 『누구도 가르쳐주지 않았던 진단학』(의학서원[3])입니다. 저는 이 책으로 진단 추론을 공부하며 충격을 받았습니다. 그 전까지 읽어 온 진단학 교과서는 감별진단만 나열되어 있을 뿐, 사고 과정에 대한 설명이 없었기 때문입니다. 그 후 저는 피부과의 진단 추론을 배우려고 몇 권의 서적을 읽어 보았습니다. 그러나 대부분의 경우 「피부과의 진단은 패턴인식입니다」라고만 쓰여 있을 뿐, 제게 납득이 될 만한 것을 찾을 수 없었습니다. 피부과 진단에도 패턴인식에 이르기까지의 사고 과정이 존재할 것입니다. 따라서 이 장에서는 제가 무의식적으로 수행하고 있는 진단 프로세스를 분석하고 그것을 언어를 통해 구체적으로 표현해 보고자 합니다. 다만 그 전에 기본적인 진단 추론에 대한 개념을 충분히 이해해둬야 합니다.

우선 『누구도 가르쳐주지 않았던 진단학』을 참고하여 내과의 진단 추론에 대해 설명하지만, 이미 충분한 지식을 쌓은 사람은 5-2「진단 추론 1단계: 가설형성」은 가볍게 읽으시고 5-3「피부과의 가설형성 프로세스」(→223p)로 바로 진행하셔도 괜찮습니다.

---

2   역자주: 영어로는 tacit knowledge, 헝가리 출신의 철학자 마이클 폴라니가 만든 용어. 지식의 한 종류로서, 체험과 학습에 의해 몸에 쌓인 지식으로 언어 등의 형식으로 표현될 수 없는 겉으로 드러나지 않는 상태의 지식을 의미한다. 암묵지가 명시적으로 알 수 있는 형태로 형식을 갖추어 표현된 것을 명시지(explicit knowledge) 또는 형식지라고 한다.〈출처: 위키백과〉

3   역자주: 일본에서 2008년 의학서원이라는 출판사에서 발행된 책. 국내 번역은 아직 안 됐다.

COLUMN 속독법과 정독법, 그리고 진단학

제가 대입 시험 공부를 하던 시절, 영어 학습법에는 두 가지 유파가 있었습니다. 하나는 세심하게 영어 문장을 이해하면서 천천히 읽어 가는 정독법이고, 다른 하나는 단락마다 대략적인 의미를 파악하여 빠르게 영문을 읽어 가는 속독법입니다.

시험 시간은 한정되어 있어서 정독법으로는 시간 내에 영문을 다 읽을 수 없었기에, 당시 빠르게 영문을 읽을 수 있는 속독법의 테크닉(예를 들어, 단락 단위로 읽는 paragraph reading 등)이 많이 소개되었습니다. 저도 처음에는 속독법 테크닉을 배워 다양한 영문을 접하며 트레이닝했지만, 영문을 읽는 속도는 전혀 빨라지지 않았습니다. 그 이유를 생각해 보니 저에게는 영문을 읽을 수 있는 어휘력이나 문법지식이 근본적으로 부족하다는 것을 뒤늦게 깨달았습니다.

속독법의 테크닉은 무조건 정독법 능력을 가지고 있어야 의미가 있습니다. 하나하나의 문장을 시간 들여 제대로 읽지 못하면 빠르게 읽을 수 없습니다. 그것을 깨달은 저는 정독을 반복하면서 영문을 읽는 속도가 조금씩 빨라졌습니다. 그때부터서야 비로소 속독법 테크닉이 도움이 되었습니다.

많은 원어민이나 이민 2세 강사들이 영어를 가르칠 때, 「자신이 좋아하는 영어책을 끊임없이 읽으면 자연스레 리딩 실력이 올라간다」고 말합니다. 그러나 이것은 이미 어휘나 문법능력이 익숙한 경우에만 해당됩니다. 문장 구조를 제대로 이해하고 읽을 수 없다면, 좋아하는 소설을 많이 읽었다 해도 리딩 실력이 자연스럽게 향상되지는 않을 것입니다.

진단학을 공부하면서 이런 대학입시 때의 경험을 떠올렸습니다. 직관적 진단은 속독법에, 분석적 진단은 정독법에 정확히 들어맞습니다. 피부과 진단학에서는 오로지 속독법으로 다독하는 것이 권장되는 것 같습니다. 실제로 피부과 교과서는 속독법 문제집에 가깝습니다. 저도 속독법을 반복하며 피부과 진단을 배워 왔지만, 비효율적이라고 느꼈습니다.

진단학에서도 속독법보다 먼저 정독법을 공부하는 것이 중요하다고 할 수 있습니다. 이 책은 피부과 진단학에서의 정독법 참고서가 될 수 있지 않을까, 내심 기대해 봅니다.

진단 추론 1단계: 가설형성

 진단에는 직관적 진단과 분석적 진단, 두 가지가 있군요.

 피부과에서는 직관적 진단만 강조돼 왔지만, 분석적 진단에 대해서도 제대로 공부해 둬야 할걸세.

 분석적 진단 기술이 진단 추론이군요, 피부과에서는 어떻게 사용되는 건가요?

 피부과 진단 추론을 공부하기 전에, 먼저 내과의 진단 추론을 설명해 볼께. 진단 추론이 두 개의 프로세스로 나뉘는 것은 기억나나?

 전반기 가설형성 과정과 후반기 가설 검증 프로세스입니다.

 그렇네. 먼저 가설형성에 대해 알아볼까. 여기서 중요한 것은 ① 환자의 말을 의학 정보로 바꾸는 것과 ② 우선순위를 정하는 것이네. 이것들을 트레이딩 카드 게임[4]에 비유해서 「카드 뽑기」라고 표현하기도 하지.

2.1 환자의 말을 의학 정보로 바꾸기[1)]

진단 추론에는 가설형성과 가설 검증, 두 단계가 있습니다(그림 5-6).

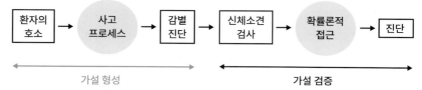

그림 5-6 진단 추론 과정

진단 추론의 첫 단계인 가설형성에 대해 먼저 설명하겠습니다. 가설형성은 주로

---

4 역자주: trading card game은 수집형 카드 게임(collectible card game)이라고도 불리는데, 카드 게임이 갖는 본래의 오락성 이외에 각각의 카드에 가치를 부여해 거래가 가능하도록 한 게임이다. 대표적으로 포켓몬카드게임이나 매직 더 개더링(magic the gathering)과 같은 게임이 있다. 〈출처: 위키백과〉

두 개의 사고 과정으로 구성됩니다.

> **가설형성의 사고 과정**
>
> ① 환자의 말을 의학 정보로 바꾸기
> ② 우선순위 정하기

먼저 「① 환자의 말을 의학 정보로 바꾸기」에 대해, 「가슴이 아프다」는 환자의 진료를 생각해 봅시다. 이때 어떤 감별진단을 떠올리겠습니까? 우선 교과서에서 흉통 항목을 찾아봅니다(표 5-1).

표 5-1 흉통 유발 질환

심장	• 협심증, 심근경색, 급성 심막염, 심근염 • 심장판막증 • 부정맥
대혈관계	• 대동맥 박리, 흉부대동맥류 파열, 대동맥염 증후군, 폐색전증, 폐고혈압증
호흡기계	• 폐렴, 기관지염, 폐종양, 흉막염, 농흉, 기흉, 종격동기종, 횡격막하 농양
소화기계	• 식도염, 위염, 위십이지장 담석, 담낭염, 췌장염
흉곽	• 늑골 · 늑연골 : 늑연골염, 골절 • 근육 : 근염, 외상 • 말초신경 : 대상포진, 늑간신경통 • 신경근 : 추체골절, 추간판질환, 척수질환 • 유선 : 유선증, 유선염
심인성	• 심장신경증, 과환기증후군

[田澤立之(Ryushi Tazawa): 흉통 및 흉부 압박감. 福井次矢 , 奈良信雄(編): 내과 진단학 제3판. p461, 의학서원, 2016년 개정판]

교과서에는 이처럼 방대한 질환이 감별진단으로 나와 있지만, 실제 현장에서 이렇게 많은 질환을 모두 검사하여 배제하며 진단하는 것은 불가능할 것입니다.

그렇다면 어느 정도가 바람직한 걸까요? 여기서 매직넘버(magical number)[5]라는 용어를 참고할 수 있습니다.

---

5 역자주: 원래 magical number는 George Miller가 1956년 발표한 논문에서 주장한 7이다. 매직넘버 7은 인간의 작업기억(working memory)에 저장할 수 있는 갯수는 7±2라는 것으로, 잘 모르는 영어단어를 외울 때 7개 이상 외우게 되면 먼저 외운 것부터 까먹는 것을 생각하면 된다. 이 책에서 얘기하는 매직넘버는 2001년 Cowan이 발표한 것으로 단기기억(short-term memory)의 경우에는 매직넘버가 7이 아니라 4라는 주장을 말하는 것이다. 따라서 아래 제시되는 예에서처럼 7자리 숫자가 있을 때, 5자리 이하의 두 부분으로 나누어 외우는 것이 전체를 기억하는데 효과적이다.

2001년에 심리학자 넬슨 코완이 발표한 논문에 의하면, 인간이 단기기억으로 한 번에 취급할 수 있는 정보의 수는 3~5개로 추정됩니다[2]. 예를 들어 1060032라는 7자리 문자열을 기억할 수 있을까요? 기억하는 데 어려워하는 사람이 많을 것입니다.

그런데 106-0032와 같이 5개 이하의 수로 나누게 되면 기억하기 쉬워집니다(도쿄도 미나토구 롯폰기의 우편번호). 이것을 「매직넘버 4±1」라고 합니다.

- 1060032 → 기억하기 어렵다(6개 이상).
- 106-0032 → 기억하기 쉽다(5개 이하).

이처럼 감별진단의 수도 3~5개가 바람직하다고 생각됩니다. 그렇다면 후보를 좁힐 수 있는 좋은 방법은 무엇일까요. 여기서 필요한 것이 환자의 말을 의학 정보로 바꾸는 것입니다. 「흉통」이라고 한마디로 말해도, 그 양상은 다양합니다.

예를 들어 「평소에는 무증상이지만, 어떤 계기로 증상을 자각하게 되고 일정 시간 내에 완화되는 흉통」이라면 협심증이나 부정맥이 예상되어 리스트 후보를 좁힐 수 있습니다. 이상의 조건을 만족하는 흉통을 「발작성 흉통」이라고 합니다.

환자로부터 정보를 잘 끌어낼 수 있다면, 그 외에도 다양한 상황들을 한 단어의 의학용어로 표현할 수 있습니다. 가령 흉통이라고 한다면 「돌발성」, 「흉막성」, 「만성」으로 분류할 수 있습니다(표 5-2).

표 5-2 흉통의 종류

발작성	평소에는 무증상이지만, 어떤 계기에 의해 증상을 자각하게 되고 일정 시간이 지나면 완화된다.
돌발성	돌연, 처음
흉막성	호흡으로 악화
만성	항상 증상이 있다.

환자는 막연히 가슴이 아프다고 호소합니다. 「흉통」은 환자의 말을 그저 수동적으로 받아들이는 정도입니다. 그렇지 않고 능동적으로 정보를 끌어낸 다음 해석하

여 「흉통」을 「발작성 흉통」과 같은 의학 용어로 변환해야 합니다. 이것이 환자의 말을 의학 정보화한다는 말의 의미입니다.

또한 환자의 말뿐만 아니라 환자의 연령이나 성별, 임상 상황까지 더해지면 감별진단의 범위는 더 좁혀집니다. 예를 들어 「20대 남성의 흉막성 통증」이라면 심근경색 등의 가능성은 낮고 감별진단 목록은 다음과 같습니다(표 5-3).

표 5-3 20대 남성의 흉막성 동통

- 기흉
- 폐렴
- 역류성식도염
- 흉곽유래 동통(늑간 신경통)

이런 방식으로 감별진단을 좁혀 갑니다. 「환자의 말을 잘 들어 봅시다」라고 자주 듣지만, 막연히 듣는 것만으로는 바로 진단이 되는 것은 아닙니다. 환자의 말을 그대로 받아들이기보다 다른 의사들과 공유할 수 있는 공통 용어로 변환해야 합니다.

2.2 우선순위 정하기[3]

감별진단 목록을 작성한 후에는, 각각의 질환을 감별해 가는 프로세스로 넘어갑니다. 그러나 질환이 좁혀졌다고 해도 모두 다 포괄적으로 조사해 가는 것은 어렵기 때문에 미리 감별 목록에 포함된 질환들에 대해 우선순위를 부여하는 것이 중요합니다. 이를 위한 축은 「빈도」와 「중증도」입니다.

우선순위를 결정하기 위한 축
① 질환의 빈도
② 질환의 중증도

앞 장에서도 언급했으나 다시 한번 자세히 설명하겠습니다. 의학교육에서는 질병 발생의 메커니즘이 중요시되며, 의학적으로 중요한 질환을 중점적으로 가르치는 경향이 있어, 질환의 빈도는 그다지 중요하게 여겨지지 않습니다. 제 경험도 그렇지만, 일반적으로는 아무래도 공부한 지 얼마 안 된 특이하지만 드문 진단명에 꽂히는 경향이 있습니다.

이 때문에 「발굽 소리를 들었다면 얼룩말말고 말부터 생각하라」라는 경구가 자주 인용됩니다.

> When you hear hoofbeats, think of horses not zebras.
> Theodore Woodward

발굽 소리가 들렸을 때 보통 말이 아니라 얼룩말과 같은 드문 동물을 연상하는, 균형감각이 결여된 사고법을 야유하는 관용구입니다. 무언가를 의심케하는 징후가 있을 때 드물고 희귀한 질환이 아니라 빈도가 높은 것부터 검토하는 것이 중요하다는 의미입니다.

진료현장에서는 질환의 빈도에 주의를 기울임으로써, 효율적으로 진단할 수 있고 환자에게 부담을 주는 불필요한 검사 또한 줄일 수도 있습니다.

다만 빈도의 축만으로는 불충분한 점이 있습니다. 일상 진료에서는 언뜻 보기에는 경증으로 보이더라도 사실은 심각한 질환이 숨어 있을 수도 있기 때문입니다.

이때 필요한 것이 중증도(중요도, severity)의 축입니다. 중증도란 질환의 긴급성이나 바가역성을 가리키며 간과해서는 안 될 질환을 구분하는 지표입니다. 방치하면 사망이나 비가역적인 후유증 등의 심각한 결과를 초래할 수 있는 질환은 설령 가능성이 낮더라도 감별 목록에 넣어 둬야 합니다.

반대로, 진단을 내려도 치료법이 없는 질환, 치료하지 않아도 저절로 낫는 질환은 감별진단 후보로서 적극적으로 고려할 필요는 없습니다. 어렵게 진단을 내리더라도 얻을 것이 적기 때문입니다.

이런 두 축으로 질환을 분류하면 다음과 같습니다(그림 5-7).

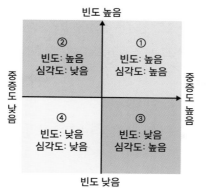

그림 5-7 빈도와 중증도의 2×2 매트릭스

이런 그림을 이용한 사고법을 2×2(two by two) 매트릭스라고 하며, 다양한 문제를 해결하는 데 활용되고 있습니다. 복잡한 사물을 4개 영역에 배치하여 「시각화」함으로써 한눈에 파악하고 이해할 수 있습니다.

이 그림을 그리려면 가로와 세로에 각각 하나씩, 두 개의 판단기준이 필요합니다. 반대로 말하면 다른 기준들은 버려집니다. 즉 중요한 판단기준을 두 개로 좁힘으로써 사고를 명확히 할 수 있습니다.

그림 5-7을 살펴보겠습니다. 가장 중요한 것은 빈도도 높고 중증도도 높은 ① 카테고리의 질환입니다. 반면 빈도와 중증도가 모두 낮은 ④ 카테고리 질환의 우선순위는 낮은 것으로 생각됩니다.

구체적으로 흉통의 감별진단을 네 개의 카테고리로 분류해 봅니다(그림 5-8).

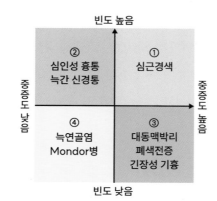

그림 5-8 흉통의 2×2 매트릭스

오른쪽에 위치할수록 중요도가 높은 질환입니다. 오른쪽 상단 ①에 위치한 심근경색은 빈도가 높고 중증도도 높은 질환으로, 우선적으로 감별진단으로 고려해야 할 질환입니다.

왼쪽 상단 ②에 위치한 심인성 흉통과 늑간 신경통은 빈도는 높지만 중증도는 낮은 질환으로, 이들은 중증도가 높은 질환을 배제한 후에 진단을 내리는 것이 안전합니다.

오른쪽 하단 ③에 위치한 대동맥박리, 폐색전증, 긴장성 기흉은 빈도는 그다지 높지 않지만 중증도가 높은 질환입니다. 설령 가능성은 낮더라도 일단 의식적으로 감별대상으로 포함한 후 목록에서 제외할 것을 권합니다.

왼쪽 하단 ④의 늑연골염과 Mondor병은 빈도와 중증도 모두 낮아, 감별진단의 대상으로 거론할 가치가 없는 질환입니다.

임상현장에서는 상황에 따라 각각의 축 중에서 어디에 더 가중치 둘지를 구분하여 사용해야 합니다. 예를 들어 응급 진료의 가장 중요한 임무는 응급질환을 배제하는 것입니다. 심근경색, 대동맥박리 같은 생명을 위협하는 흉통이 아님을 확인하면 원인을 시급히 밝힐 필요가 없습니다. 따라서 중증도에 더 가중치를 둡니다.

감별의 우선순위(응급진료)

① → ③ → ② → ④

반대로 일반 외래는 환자 수가 많고, 대부분 흔한 질환(common diseases)이므로 빈도 축에 가중치를 두는 것이 효율적입니다. 대동맥박리를 염두에 둘 수도 있겠지만, 외래의 흉통 환자 전체에게 조영 CT를 시행하는 것은 너무 비현실적이라고 할 수 있습니다.

감별의 우선순위(일반 외래)

① → ② → ③ → ④

이렇게 리스트에 우선순위를 매겨서 감별해 나가는 것이 효율적입니다.

위와 같이 환자의 말을 의학 용어로 대체하여 감별진단 목록을 좁히고, 우선순위를 매기는 것이 진단 추론의 첫 번째 단계입니다. 이 단계는 카드 게임으로 비유되기도 합니다. 감별진단 목록이 카드에 해당합니다. 카드 제목에는 의학 정보로 바꾸어 둔 환자의 말이 적혀 있습니다(그림 5-9).

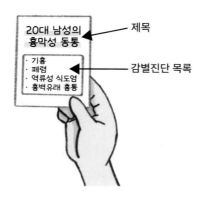

그림 5-9 감별진단 카드

감별진단 카드를 미리 여러 개 준비해 두고 환자의 호소와 증상에서 적절한 감별질환 목록을 선택(카드 뽑기)하는 것이 임상진단 프로세스입니다(그림 5-10).

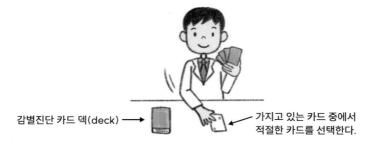

그림 5-10 임상진단 프로세스

트레이딩 카드 게임에 비유하면, 「강한 카드를 모아서 최강의 덱(deck)을 구축한다」고나 할까요?

> **트레이딩 카드 게임이란**
>
> 트레이딩 카드로 판매되는 전용 카드를 사용하는 카드 게임. 플레이어가 각각 준비한 자기의 덱에서 카드를 꺼내 승패를 겨룬다. 임상진단을 카드뽑기에 비유할 때, 카드 강약의 기준은 감별진단의 범위가 잘 좁혀졌는지의 여부입니다.

「흉통」같은 방대한 감별진단이 거론되는 것은 약한 카드이고, 실전에서는 유용하지 않습니다. 유용한 것은 「20대 남성의 흉막성 동통」과 같이 구체적이고 강력한 카드입니다.

그 밖에도 설사의 경우 「해외여행 귀국자의 급성 설사병」, 「입원환자의 급성 설사병」, 「혈변을 동반한 급성 설사병」 등 다양한 접근이 가능합니다.

우선 카드의 종류를 다양하게 늘려 놓는 것이 필요하며, 환자의 호소에 따라 적절한 카드를 뽑는 훈련을 하면 진단능력은 향상될 수 있습니다.

피부과의 가설 형성 프로세스

 가설형성 프로세스에서는 「환자 말의 의학 정보로 바꾸기」와 「우선순위 정하기」를 하는군요.

 그걸 피부과에 적용하면 어떻게 될까?

 우선순위 정하기는 어느 정도 이해가 되는데, 의학 정보로 바꾸기 쪽은 어떻게 될까요?

 피부과에서는 피부발진을 의학 정보로 바꾸기라는 게 되겠지. 그래서 원발진에 대한 개념이 중요해지는 거네.

3.1 피부발진을 의학 정보로 바꾸기 ① 원발진

지금까지 설명한 가설형성 프로세스를 피부과에 적용하면 어떻게 될까요?

내과에서는 먼저 환자의 말을 의학 정보로 바꾸는 변환과정이 이루어졌지만, 피부과에서는 환자의 말이 아니라 피부발진의 특징적인 임상양상을 의학 정보로 바꿔야 합니다.

내과와 피부과의 진단 추론의 차이

- 내과 : 환자의 말 → 의학 정보
- 피부과 : 피부발진의 양상 → 의학 정보

피부발진의 양상을 의학 정보로 변환하려면 어떤 정보가 필요할까요? 그것은 ① 원발진과 ② 피부발진의 분포입니다. 먼저 원발진에 대해 알아보겠습니다.

피부 병변을 표현할 때의 공용어가 원발진입니다. 피부발진이 있다면 아래 원발진 중 어느 것에 해당하는지 결정합니다(표 5-4).

표 5-4 원발진의 종류

홍반	백반	종양(tumor)	낭종(cyst)
자반	구진	수포	팽진
색소반	결절	농포	

이처럼 피부발진을 말로 표현하고 그것을 기반으로 질환을 분류하는 것을 기술 피부과학(descriptive dermatology)[6]이라고 합니다. 기술 피부과학은 근대 피부과학의 기원이며 18세기 말 유럽에서 학문으로 시작되었습니다.

그럼 제2장에서 다룬 증례를 이용하여 구체적으로 생각해 보겠습니다. 그림 5-11을 보십시오.

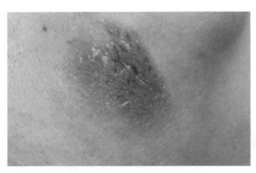

그림 5-11 이 피부발진을 볼 때 어떻게 생각하십니까?

붉은 피부발진이 피부에 생긴 것이 보입니다. 이 피부발진을 원발진에 적용하면 홍반이 됩니다. 이것이 피부발진을 의학 정보로 바꾼 것입니다. 교과서에는 각 원발진에 대한 감별진단이 나와 있습니다. 다만 홍반 상태로는 흉통과 마찬가지로 감별할 질환이 너무 많아서 좁힐 수 없습니다. 때문에 좀 더 세부적으로 분류해야 합니다. 다양한 분류법이 있는데, 2~4장에서는 다음과 같이 홍반을 분류했습니다.

① 표면 변화가 있는 홍반
② 표면 변화가 없는 경계가 분명한 홍반
③ 표면 변화가 없는 경계가 불분명한 홍반

6 역자주: 피부병변을 기술하고 그것을 바탕으로 질환의 분류를 시도하는 피부과학의 한 갈래이다.

①에서는 습진, 피부진균증, 보웬병, 건선 등이 감별진단으로 거론됩니다. ②에서는 약진, 감염증, 자가면역질환, ③에서는 감염증, 혈관장애, 자가면역질환 등을 기억해야 할 것입니다. 같은 홍반이라도 이렇게 자세하게 의학 정보로 바꾸어 나갈 때 감별진단이 좁혀지는 것입니다.

카드 덱(deck)의 일례 「홍반을 봤을 때의 카드」
① 표면 변화가 있는 홍반: 습진, 피부진균증, 보웬병, 건선
② 표면 변화가 없는 경계가 분명한 홍반: 약진, 감염병, 자가면역질환
③ 표피 변화가 없는 경계가 불분명한 홍반: 감염증, 혈관장애, 자가면역질환, 관절염

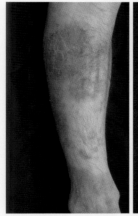 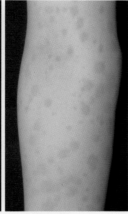 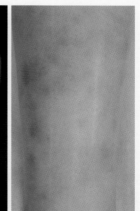

① 표면 변화가 있는 홍반　② 표면 변화가 없는　③ 표면 변화가 없는
　　　　　　　　　　　　　경계가 분명한 홍반　　경계가 불분명한 홍반

　교과서에는 먼저 「피부발진을 정확한 용어로 표현해야 한다」고 적혀 있습니다. 그 목표는 「피부발진을 보지 않은 상대방에게 생생한 이미지를 떠올릴 수 있게 하는 것」으로 이는 확실히 중요합니다. 그러나 피부발진의 정확한 표현은 전달을 위한 수단이기도 하지만, 진단에 있어 더 중요한 의미는 피부발진을 의학 정보로 바꾸어 좀 더 세밀하게 하기 위한 것입니다. 아무리 정확하게 표현할 수 있더라도 분류를 의식하고 사용해야 도움이 됩니다.

그림 5-12의 경우, 어떻습니까?

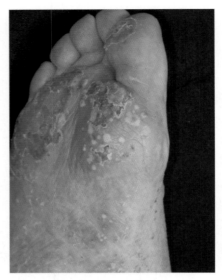

그림 5-12 이 피부발진을 보았을 때 어떻게 생각하십니까?

뿌옇게 탁한 액체가 군데군데 고여 있는 피부발진이 있습니다. 이런 피부발진을
농포라고 부릅니다. 이제 피부발진이 의학 정보로 변환되었습니다. 농포에는 어떤
감별진단이 있을까요(표 5-5)[5].

표 5-5 농포 감별진단

· 세균감염증(세균성 모낭염)	· 호산구성 농포성 모낭염
· 진균감염증(칸디다증)	· 각질층하 농포증
· 바이러스 감염증(헤르페스 수포의 농포화)	· IgA 천포창
· 손발바닥농포증	· 농포건선
· 급성전신성 발진성농포증(AGEP)	· 농포혈관염

이렇게 수많은 질환을 감별해야 하므로 농포라는 카드는 유용하지 않습니다(약한
카드). 피부발진의 형태뿐만 아니라 나아가 다른 축을 추가로 고려하여 진단목록을
좁혀 나가 보겠습니다.

피부발진을 의학 정보로 바꾸기 위한 또 하나의 축은 피부발진의 분포 · 배열입니다. 피부질환 중에는 특징적인 분포를 나타내는 것들이 많이 있습니다. 예를 들어 손바닥과 발바닥에만 피부발진이 국한되어 있는 경우 다음과 같은 질환들이 있습니다(표 5-6).

이것 역시 질환의 종류가 많은 약한 카드이므로, 앞서 언급한 원발진 축과 함께 살펴보면 어떨까요?(표 5-7).

표 5-6 피부발진이 손발바닥에 국한된 질환

· 접촉피부염	· 모공성 홍색 비강진
· 손발바닥농포증	· 보통건선(손발바닥 국한형)
· 손발바닥각화증	· 호산구성 농포성모낭염(손발바닥 국한형)
· 매독	· 편평태선(손발바닥 국한형)

표 5-7 손발바닥에 국한된 농포

· 손발바닥 농포증
· 호산구성 농포성 모낭염(손발바닥 국한형)

이와 같이 「손발바닥에 국한된 농포」라면 감별 범위는 상당히 좁혀집니다. 두 개 축을 이용하여 피부발진을 의학 정보로 바꾸는 것입니다. 이 흐름을 그림으로 나타내 보겠습니다. 우선 많은 피부질환이 놓인 평면에 원발진과 분포 · 배열의 축을 그립니다(그림 5-13).

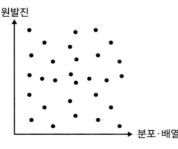

그림 5-13 원발진과 분포 · 배열의 축을 그리다.

먼저 원발진 축에서 「농포」 등으로 질환을 좁히고, 충분히 좁혀지지 않았다면 다른 분포·배열의 축에서 질환을 한 번 더 좁히면 진단에 가까워집니다(그림 5-14).

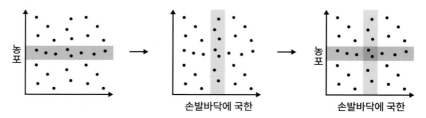

그림 5-14 두 축에서 질환을 좁히다.

피부질환은 매우 다양하기 때문에 분류하기 위해서는 다양한 접근방법이 필요합니다.

예를 들어, 배열과 관련해서는 「선상·대상으로 나란히 늘어선 피부질환」이라는 접근방법으로 감별진단을 좁힐 수 있습니다(표 5-8)[6].

표 5-8 선상·대상으로 늘어선 질환

· 접촉피부염	· 편평태선
· 옴	· 건선
· 물리적 두드러기(physical urticaria)[7]	· 단순 혈관종(hemangioma simplex)[8]
· 대상포진	· 선상 피부위축증
· 색소실조증	· 피부 비결핵성 항산균증

---

7 역자주: 외부의 물리적 자극을 받은 부위에 유발되는 두드러기(원서에는 기계적두드러기[機械的蕁麻疹]라 표현). 피부묘기증(dermographism)이나 접촉 자극에 의한 두드러기를 연상하면 된다. 최근 많이 사용되는 용어인 'inducible urticaria'의 아형으로 생각해도 좋을 것 같은데, 이 경우에는 일반적인 자극보다는 외부의 기계적 자극으로 원인을 국한해야 할 것 같다.

8 역자주: 연어반(salmon patch), 화염상모반(nevus flammeus)과 같은 출생시부터 존재하는 모세혈관의 기형을 의미한다. 혈관내피세포 증식을 보이는 경우만을 혈관종이라 부르는 최신의 경향과는 맞지 않는 용어로, 우리나라에서는 사용되지 않는다.

그림 5-15와 같은 피부발진을 보았을 때 어떻게 생각하십니까?

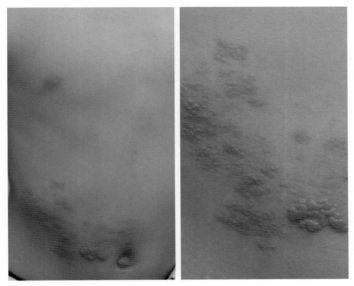

그림 5-15 이 피부발진을 보았을 때 어떻게 생각하십니까?

직관적으로 대상포진이라는 것을 알 수 있겠지만, 그것으로는 진단능력을 키워 나갈 수 없습니다. 직관적으로 어떻게 판단하고 있는지 분석해 보겠습니다.

우선 눈에 띄는 것은 피부발진이 대상(띠 모양)으로 배열되어 있다는 것입니다. 이를 통해 분포·배열의 축으로부터 감별진단을 좁힐 수 있습니다. 게다가 피부발진 형태에 주목하면 투명한 액체가 고여 있는 피부발진으로, 원발진 중 수포에 해당하며 원발진의 축과 분포·배열의 축에 따라 대상포진으로 진단됩니다.

이와 같이 원발진과 분포·배열의 두 축에서 감별진단을 좁혀 나가는 것입니다. 그 외에도 두 축을 기반으로 한 접근방식의 다른 예들은 다음과 같습니다[7].

- 얼굴에 구진을 일으키는 질환
- 손바닥에 홍반을 일으키는 질환
- 관절부에 결절을 일으키는 질환

교과서나 논문에서 다양한 접근방식을 배우고, 카드를 추가하여 덱을 추가해 나가는 것이 피부과 진단 능력을 키워 나가는 공부방법입니다.

우선순위 정하기

감별진단 목록이 완성되면 우선순위를 정하는 것이 중요합니다. 빈도와 중증도에 따라 질환을 네 가지 카테고리로 분류합니다.

① 빈도가 높고 중증도도 높다.
② 빈도가 높고 중증도는 낮다.
③ 빈도가 낮고 중증도는 높다.
④ 빈도가 낮고 중증도도 낮다.

제2장의 예를 다시 살펴보겠습니다. 표피가 변화된 홍반의 감별진단으로 4가지 질환이 있습니다. 이들을 빈도와 중증도로 분류하면 그림 5-16과 같습니다.

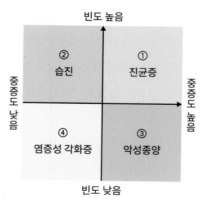

그림 5-16 표피가 변화된 홍반의 2×2 매트릭스

일반 외래를 가정한다면 감별의 우선순위는 ①→②→③→④입니다. 먼저 진균검사로 피부진균증을 배제합니다. 그 다음 습진을 치료하되 악성종양을 염두에 두며 치유되지 않을 경우 피부 조직검사를 고려하는 것입니다.

다른 예도 들어보겠습니다. 수포가 형성되는 질환은 다음과 같습니다(표 5-9).

표 5-9 수포의 감별질환

· 전염농가진	· 고정약진
· 헤르페스(단순 헤르페스, 대상포진)	· Wells 증후군
· 접촉피부염	· 포르피린증
· 외상성 수포(화상, 욕창)	· 종두모양 수포증(hydroa vacciniforme)
· 천포창·유천포창	· 표피수포증(표피박리증, epidermolysis bullosa)
· 다형홍반(SJS 포함)	

이들 질환을 빈도와 중요도로 분류해 보겠습니다(그림 5-17).

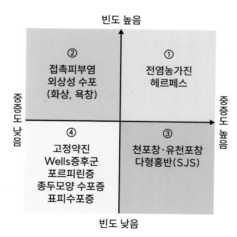

그림 5-17 수포가 형성되는 질환의 2×2 매트릭스

생명을 위협하는 피부질환은 많지 않지만, 놓치면 더 진행되거나 다른 사람을 전염시키는 감염증은 심각성이 높다고 봅니다. 그러므로 빈도가 높은 감염증인 전염농가진과 헤르페스가 ①의 카테고리로 분류됩니다.

습진 병변이나 외상성 수포는 빈도는 높지만, 놓쳐도 비교적 회복이 잘 되므로 중증도는 낮고, ② 카테고리에 속합니다.

천포창이나 다형홍반(Stevens-Johnson syndrome, SJS)은 빈도는 낮지만, 놓쳐서 진행되면 경우에 따라 심각한 후유증을 남길 수 있으므로 중증도가 높아 ③으로 분류해야 할 것입니다.

기타 질환은 ④로 분류되어 다른 질환이 배제되었을 때 감별진단으로 고려해야 할 것입니다. 이들 질환의 감별 우선순위는 다음과 같습니다.

> ① → ② → ③ → ④

진료를 효율적으로 하기 위해서는, 이렇게 우선순위를 정하여 진단을 좁혀 가는 것이 중요한 것입니다.

3.4 진단 추론의 오류란?[8]

분석적 진단 과정에서 발생할 수 있는 오류에 대해 생각해 보겠습니다. 진단 추론 과정에서의 오류가 발생하는 원인은 다음 세 가지 경우입니다.

> ① 카드를 가지고 있지 않다.
> ② 카드가 지나치게 방대하다(약한 카드).
> ③ 잘못된 카드를 뽑는다.

①은 감별진단 자체가 전혀 떠오르지 않는 경우입니다. 예를 들면 **그림 5-12**(→226p)를 처음 보았을 때 어떤 생각이 드셨습니까? 이 피부발진을 보고 「농포」로 인식할 수 있더라도, 농포의 감별진단 목록(카드)이 없다면 진단할 수 없습니다. 이것은 단순히 지식 부족으로, 카드 종류를 더 늘려야 합니다.

②는 카드는 가지고 있지만 적혀 있는 감별진단의 수가 너무 많아서 수습이 어려

운 경우입니다. 예를 들어 **그림 5-18**은 보고 「홍반」으로만 인식할 수 있는 패턴입니다. 홍반이라는 카드는 감별진단이 너무 많아서 쓸모가 없습니다. 「표피의 변화가 없는 경계 명확한 홍반」 등 더욱 세밀한 카드가 필요합니다. 또 분포·배열의 축에서도 카드의 내용을 좁히는 것이 중요합니다. 이 책의 내용을 참고하여 콤팩트한 카드 작성에 도전해 보십시오.

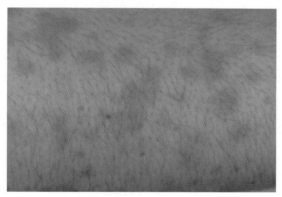

그림 5-18 이 피부발진을 보았을 때 어떻게 생각하십니까?

그 외에 ③에도 주의해야 합니다. 구체적으로 예를 들자면 「홍반」과 「자반」을 혼동하는 실수입니다. 제4장에서 다루었듯이 언뜻 보기에 홍반과 혼동하기 쉬운 자반이 있습니다(그림 5-19). 다른 카드를 뽑아 버리면 감별의 방향이 크게 달라집니다. 카드를 늘릴 뿐만 아니라, 올바른 카드를 뽑는 훈련(피부발진 각각을 올바르게 인식하기 위한 훈련)도 필요합니다.

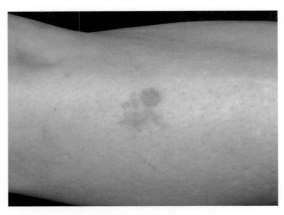

그림 5-19 이 피부발진을 보았을 때 어떻게 생각하십니까?

이런 식으로 어떤 실수가 일어나기 쉬운지 알아 두면, 오진을 막을 수 있지 않을까요?

4 진단 추론 2단계: 가설 검증

 이제 가설 검증 프로세스를 살펴볼까. 여기서 중요한 것은 통계학에 대한 지식이네.

 통계학이요…. 제가 약한 분야 중 하나인데요….

 진단은 검사가 양성이면 확진, 검사가 음성이면 배제라는 간단한 것으로 생각하기 쉽지만, 실제로는 0 아니면 100이라는 양자택일이 아니야.

 검사 결과에 대한 해석으로 고민하는 일이 많은 것 같아요.

 진단을 확률론적으로 생각하면, 검사 결과를 자신있게 해석할 수 있을 거야.

4.1 진단을 위한 통계학[9]

가설형성 프로세스에서 감별진단 목록을 확보하면, 다음은 어떻게 진단으로 연결해 갈 것인가를 생각합니다(그림 5-20).

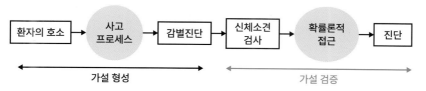

그림 5-20 가설 검증

가설 검증은 임상증상이나 검사 등으로 진단을 내리는 단계입니다. 여기에서 중요한 것은 통계학 지식입니다. 통계학은 어렵다는 생각을 가진 사람도 많을 것입니다. 하지만 통계학을 이해하면 시야가 크게 넓어집니다. 이 책에서는 최대한 간결하고 이해하기 쉽게 설명하려고 합니다.

먼저 그림으로 질환에 걸릴 확률을 생각해 봅니다. 환자가 질환을 가진 가능성이 전혀 가늠이 되지 않으면 확률은 50%입니다. 질환을 확실히 가지고 있다고 단언할 수 있다면 확률은 100%, 절대 없다고 자신할 수 있다면 0%입니다(그림 5-21).

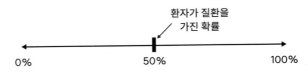

그림 5-21 환자가 질환을 가진 확률

다만, 확실하게 진단할 수 있는 경우가 오히려 예외적인 상황이라는 것입니다. 여기서 중요한 것은 증상이나 검사가 「양성이면 질환 A가 있고, 음성이면 질환 A가 없다」는 all or nothing의 이분법이 아니라는 것입니다. 즉 진단에서는 어디까지나 질환을 갖고 있을 가능성이 높은지 낮은지에 대하여 확률로만 말할 수 있다는 것을 솔직히 인정해야 합니다. 검사를 할 때 벌어지는 일은 진단이 확정되는 것이 아니라 질환을 가질 가능성이 변화되는 것입니다(그림 5-22).

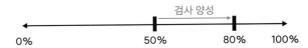

그림 5-22 질환을 갖고 있을 가능성이 변화한다.

그리고 확률이 일정 수치가 되면 치료를 시작하거나 혹은 배제 진단을 할 수 있게 됩니다. 과연 확률이 어느 정도 값을 가질 때 치료를 시작할 수 있을까요? 구체적인 예를 들어 설명하겠습니다. 다음과 같은 병력의 환자가 있다고 가정해 봅시다.

45세, 여성
약 두 달 전부터 식후 속쓰림이 나타나기 시작했는데, 가끔 위산이 목구멍까지 역류하는 것을 느낄 수 있다.

역류성식도염이 의심되는 병력입니다. 이 환자에게는 두 가지 치료법이 있습니다.

> ① 양성자 펌프 억제제(Proton pump inhibitor, PPI) 복용
> ② 수술(분문성형술: cardioplasty)입니다.

어떻게 치료법을 선택해야 할까요? 우선 PPI는 심각한 부작용이 적고 치료로 인한 위해(harm)가 적습니다. 따라서 역류성식도염 진단이 확실하지 않아도 PPI를 시도해 볼 수 있습니다.

수술의 경우는 어떨까요? 역류성식도염이 아닌 경우 증상이 호전되지 않을 뿐 아니라 환자는 불필요한 수술 합병증에 노출됩니다. 그러므로 내시경 검사를 통해 진단을 확실하게 한 후 치료를 시작하고 싶을 것입니다.

이와 같이 실시하고자 하는 치료의 이익과 위해의 균형에 따라 치료를 시작하게 되는 확률이 달라집니다(그림 5-23). 수술이나 화학요법 등 위험이 동반된 치료법을 선택할 경우, 환자가 질환을 가질 확률이 100%에 가까워지지 않으면 치료를 시작해서는 안됩니다. 진단 과정이란 환자가 질환을 가질 확률이 변화해 가는 모습을 순간순간 포착해 나가는 것입니다.

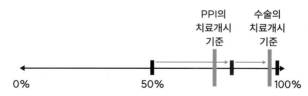

그림 5-23 수행할 치료의 이익과 위해가 상이하므로 치료를 시작할 때 요구되는 확률은 다르다.

4.2 검사 성능(performance) 이해하기

질환을 가질 가능성은 검사의 민감도(sensitivity)와 특이도(specificity)로 계산할 수 있습니다. 예를 들어 심부정맥혈전증 진단에서 D-다이머(D-dimer)의 민감도와 특이도는 표 5-10과 같습니다[10].

표 5-10 D-다이머의 민감도·특이도(심부정맥혈전증)

민감도	96%
특이도	38%

하지만 이 숫자들이 갖는 의미를 직감적으로 이해하기 어려울 것입니다. 질환을 갖고 있을 확률을 대략적으로 파악하기 위해서는 각 검사의 성능을 알아야 하며, 보통 검사 성능을 수치화한 「우도비(likelihood ratio)」를 사용합니다. 성능이 우수한 검사는 질환의 양성 또는 음성일 가능성을 크게 변화시킬 수 있으며, 성능이 낮은 검사에 의해 질환의 양성 또는 음성일 가능성은 거의 변화되지 않습니다(그림 5-24).

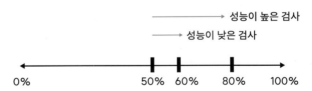

그림 5-24 성능이 높은 검사는 질환의 양성·음성 가능성을 크게 변화시킬 수 있다.

우도비는 민감도와 특이도로 아래 공식으로 계산할 수 있습니다.

> **양성 우도비** = 민감도/(1-특이도)
> **음성 우도비** = (1-민감도)/특이도

검사가 양성일 때 질환을 가질 확률을 오른쪽으로 움직이는 것이 양성 우도비, 검사가 음성일 때 질환을 가질 확률을 왼쪽으로 움직이는 것이 음성 우도비입니다(그림 5-25).

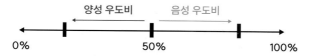

그림 5-25 양성 우도비와 음성 우도비

D-다이머의 우도비를 계산하면 다음과 같습니다(표 5-11).

표 5-11 D-다이머의 우도비(심부정맥혈전증)

양성 우도비	1.55
음성 우도비	0.11

이것으로는 아직 잘 와닿지 않습니다. 그래서 대략적인 기준을 살펴보겠습니다 (표 5-12)[11].

표 5-12 우도비 기준(검사 전 확률이 10~90%인 경우)

양성 우도비		음성 우도비	
10~	확진적 소견	~0.1	배제진단적 소견
5~10	가능성을 꽤 높인다	0.1~0.2	가능성을 꽤 낮춘다
2~5	가능성을 높인다	0.2~0.5	가능성을 낮춘다
1~2	가능성을 바꾸지 않는다	0.5~1	가능성을 바꾸지 않는다

이제 검사의 성능을 어떻게 판단하실지 감이 잡혔을 것입니다. D-다이머의 우도 비를 다시 살펴보겠습니다(표 5-13).

표 5-13 D-다이머의 우도비(심부정맥혈전증)

양성 우도비	1.55 (1~2 = 가능성을 바꾸지 않습니다)
음성 우도비	0.11 (0.1~0.2 = 가능성을 꽤 낮춘다)

양성 우도비는 1~2 사이이며, 양성이어도 정맥혈전증 확률은 높아지지 않으므로 확진을 내리는 데 크게 도움이 되지 않습니다. 반면 음성 우도비는 0.1~0.2 사이이

며, 음성이라면 정맥혈전증일 확률을 크게 낮춥니다. 그러므로 D-다이머가 음성이 었을 경우 정맥혈전증 가능성을 배제할 수 있습니다(그림 5-26).

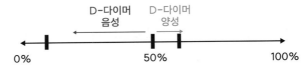

그림 5-26 D-다이머 음성인 경우 정맥혈전증 가능성을 배제할 수 있다.

이제 조금 감이 잡히십니까? 이와 같이 우도비를 통해 검사 후 질환을 갖고 있을 확률이 어느 정도인지 수치로 알 수 있습니다. 보다 구체적인 숫자를 알고 싶다면 간단한 공식을 사용할 수도 있습니다(표 5-14)[12].

표 5-14 우도비로 검사 후의 확률을 구하는 방법(검사 전 확률이 10~90%인 경우)

우도비	검사 후 확률
10	+45%
5	+30%
2	+15%
1	0%
0.5	−15%
0.2	−30%
0.1	−45%

우도비 10인 검사가 양성이라면, 확률은 대략 45% 증가한다는 의미입니다. 검사 전 확률이 50%라면, 검사 후 확률은 95%로 거의 확진할 수 있습니다. 다만 어디까 지나 간이 공식이므로 더 자세히 알고 싶다면 통계학 교과서를 참고하십시오.

통계학은 다가가기 어려워서 한 번에 이해하기 어려울 수도 있습니다. 하지만 위 의 내용을 이해할 수 있다면 새로운 세상이 열리는 것이므로 여러 번 읽어 보시기 바랍니다.

피부과의 가설 검증

다음은 피부과의 가설 검증 프로세스를 살펴보겠습니다. 피부과 진단에서는 주관적인 요소가 크고 수치화하기 어렵고 아직도 막연하게 진단이 이루어지는 경우가 많기 때문에 확률론적으로 생각해 보는 것이 중요하다고 생각합니다.

피부질환 치료의 특징은 대부분 외용제로 치료한다는 점입니다. 외용제는 경구약에 비해 심각한 부작용이 적기 때문에, 치료를 시작하는 데 필요한 확률은 그다지 높지 않습니다. 진단적 치료로, 스테로이드 외용제를 먼저 사용해 보는 방법이 시행되는 이유도 거기에 있습니다.

구체적으로 피부진균증 진단을 예로 들어 생각해 보겠습니다.

먼저 피부병변의 임상양상만으로 진단을 할 수 있을까요? 시진(視診)의 우도비가 보고된 논문이 있습니다(표 5-15)[13].

표 5-15 시진의 우도비(피부진균증 진단)

양성 우도비	1.47 (1~2 = 가능성을 바꾸지 않는다)
음성 우도비	0.42 (0.2~0.5 = 가능성을 낮춘다)

양성 우도비는 1~2이므로 거의 쓸모가 없습니다. 즉 임상양상만으로 피부진균증을 진단할 수 없음을 의미합니다. 반면, 음성 우도비는 0.2~0.5이므로 참고 정도는 수 있습니다. 임상양상이 피부진균증이 아닐 것 같으면, 감별진단 목록에서 제외해도 좋습니다. 대략적인 확률을 계산해 보면 다음과 같습니다(표 5-16).

표 5-16 유병률 50%일 때의 대략적인 검사 후 확률

양성	50% → 55%
음성	50% → 25%

이 수치를 이용하여 이 두 개의 홍반 진단에 적용해 보겠습니다(그림 5-27).

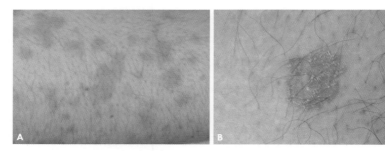

그림 5-27 두 개 홍반의 진단을 생각해 보자.

A는 표면의 변화없고 시진상, 진균증은 가능성이 떨어집니다. 이 시점에서 진균증의 확률은 25%이므로 감별진단 목록에서 제외할 수 있습니다. B는 표면의 변화가 있고 고리모양으로 인설이 붙어 있기 때문에 시진상, 진균증을 의심합니다. 다만이 시점에서의 확률은 55%로, 아직 확진을 할 수는 없습니다.

임상양상에서 피부진균증이 의심된다면, 진단을 위한 추가 검사가 필요합니다.

진균의 직접도말검사의 우도비를 살펴봅니다(표 5-17)[13].

표 5-17 직접도말검사의 우도비

양성 우도비	17.6(10~ = 확진적 소견)
음성 우도비	0.13(0.1~0.2 = 가능성을 꽤 낮춘다)

양성 우도비와 음성 우도비 모두 꽤 우수한 성능을 보입니다. 진균검사가 양성이면 피부진균증으로 확진할 수 있습니다(표 5-18).

표 5-18 유병률이 55%일 때의 대략적인 검사 후 확률

양성	55% → 95%
음성	55% → 15%

진균 검사의 양성 시점에서, **그림 5-27**의 B가 피부진균증일 확률은 95% 이상이며 항진균제로 치료를 시작합니다. 그러나 이것도 100%가 아니므로 치료 효과가 예상외로 낮은 경우 다른 질환도 고려해야 합니다.

제2장에서 피부진균증 진단은 임상양상만으로는 불가능하다고 설명했지만, 그것이 수치로 증명된 것입니다. 우선 시진으로 스크리닝하여 피부진균증이 의심될 경우 진균검사로 확정진단하는 흐름이 합리적이라 할 수 있습니다.

이런 통계학적 사고방식을 탁상공론이라고 부정하는 사람들도 있습니다. 실제 진료가 반드시 이상의 피부진균증 사례처럼 깔끔하게 정리될 수 있는 것은 아니지만, 평소 당연시되던 진단의 흐름을 이렇게 확률론적인 측면에서 살펴보는 것은 중요하다고 생각합니다.

이런 관점에서 피부과 진단에 접근한 문헌이나 책은 제가 아는 한 거의 없는 것 같습니다. 일상 진료에 즉시 도움이 되는 것은 아니지만, 진료의 시야를 넓히고 깊이를 더하기 위해 통계학을 공부해 보는 것은 어떨까요?

5 피부과 진단능력 향상시키기

 지금까지의 내용을 바탕으로 피부과 진단능력을 향상시키는 방법을 생각해 볼까?

 진단능력을 향상시키기 위해서는, 철저한 분석적 진단을 수행해야 합니다.

 그렇다네. 그럼 분석적 진단을 어떻게 직관적 진단으로 연결시킬 것인지 생각해 볼까? 그리고 다른 궁금한 점이 있나?

 진단 추론에서는 빈도가 높은 질환을 우선하지만, 드문 질환은 무시해도 괜찮은 건가요?

 진단 추론에서는 드문 질환은 잘 다루지 않으므로, 그 점에 대해서도 생각해 볼까. 피부질환은 종류가 매우 많고 희귀한 병을 만날 경우도 많으니까.

 부탁드립니다.

 그리고 마지막으로, 감별진단이 떠오르지 않을 때 어떻게 해야 할 것인가에 관해서도 말해 주고 싶네.

5.1 직관적 진단능력 키우기[14]

지금까지 분석적 진단에 대해 설명했지만, 다시 한번 직관적 진단에 대해 살펴보겠습니다. 과거에 경험한 증례를 만났을 때, 패턴인식에 의해 순간적으로 진단명이 떠오르는 것이 직관적 진단입니다. 이러한 직관적 진단능력을 키우려면 어떻게 해야 할까요? 두 가지 중요한 포인트가 있습니다.

> **직관적 진단능력을 키우기 위한 포인트**
> ① 질환의 전형적인 이미지를 만든다.
> ② 직관적으로 떠올린 질환을 논리적으로 검증한다.

직관력을 연마하기 위해 필요한 것은, 역시 많은 증례를 보는 것입니다. 예를 들어 습진이라고 해도 그 증상에는 무수히 많은 변이(variation)가 존재합니다. 초보자라면 일반적인 질환에 대해서도 아형(subtype)까지 의식하면서 분석적으로 진단해야 합니다. 그것을 반복하다 보면 점차 자신의 머릿속에 질환의 전형적 이미지가 형성됩니다. 전형적인 이미지와 일치하는지 여부를 판단함으로써 순간적으로 직관적 진단이 가능해질 것입니다.

그러나 직관적 진단능력은, 전형적인 이미지의 생성·실패에 크게 의존합니다. 능력을 향상시키기 위해서는 임상현장에서 경증부터 중증까지 폭넓은 증례를 경험하는 것이 중요합니다. 「1개의 질환을 100개의 증례로 진단해야 한다」라는 말도 있습니다.

또한 전형적인 이미지를 보다 정교하게 하기 위해서는 「평소와 뭔가가 다르다」는 미묘한 괴리감을 소중히 여겨야 합니다. 머릿속에 질환의 전형적 이미지가 형성되면 환자를 진찰할 때 「비슷하지만 전형적인 증상과는 뭔가가 다르다」는 감을 가질 수 있습니다.

그런 괴리감을 느꼈다면 왜 그런 괴리감이 드는지, 평소의 증상과 어디가 다른가를 찾아봐야 합니다. 이를 통해 질환의 전형적 이미지가 더욱 뚜렷해지면서, 직관적 진단능력이 개선됩니다.

「이 증상은 평소와는 뭔가 다르다」는 판단력은 아무리 교과서를 읽어도, 혹은 아무리 「흥미로운 증례」를 진단한 경험이 있어도 쉽게 습득되지 않습니다. 흔치 않은 병을 경험하는 것도 중요하지만, 흔한 병을 많이 진찰하는 경험이 중요한 것입니다.

그리고 직관적으로 진단한 후 분석적으로 검토하는 것도 중요합니다. 진단이 옳았는지 검증하지 않고 패턴인식만 계속하면 패턴인식 능력 자체가 발전하지 않습니다. 내가 직관적으로 떠올렸던 진단이 옳았는지 분석적으로 검증하고 피드백할 때 직관력이 연마되는 것입니다.

직관적 진단과 분석적 진단은 <한 지붕 두 가족>. 분석적 진단을 배우면 반대로 직관적 진단 능력이 향상됩니다(그림 5-28).

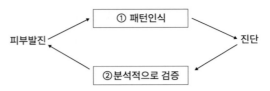

그림 5-28 직관적 진단 후에는 분석적 검증이 중요

희귀 질환(rare disease)**은 어떻게 할까?**(Looking for zebra)[9]

진단 추론에서는 질환의 빈도와 중증도가 중요합니다. 희귀 질환이 아닌 일반적으로 흔한 질환이나 생명을 위협하는 질환을 먼저 생각해야 합니다. 「발굽 소리가 들리면 얼룩말이 아니라 말을 생각하라」*라는 격언이 그런 생각을 대변하고 있습니다.

「희귀한 병은 어떻게 진단하는지」에 대해서는 진단 추론에서 다루지 않습니다. 피부질환은 종류가 많지만 그 대부분은 빈도나 중증도가 낮은 질환입니다(그림 5-29). 앞으로 피부과 공부를 해 가는 데 있어 이 카테고리는 피할 수 없습니다.

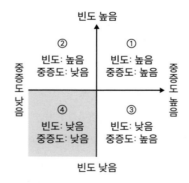

그림 5-29 피부질환은 빈도도 중증도도 낮은 질환이 대다수이다.

---

9 얼룩말 찾기(Looking for Zebra): 원래는 말 발굽소리가 들릴 때 보통 말이 아니라, 얼룩말과 같은 흔히 볼 수 없는 동물을 떠올리는, 질환의 빈도에 대한 고려가 결여된 사고법을 비판하는 관용구가 바로 "발굽 소리가 들리면 얼룩말이 아니라 말을 생각하라"이다. 얼룩말 찾기(looking for zebra)란 빈도가 높은 질환만 생각하다가 놓칠 수도 있는 희귀 질환을 찾아내 진단한다는 뜻으로, 과거 미드 주인공 하우스(Dr. House)가 이 분야의 대가!

희귀 질환(얼룩말)은 일생에 한 번 만날까 말까 하는 정도로 드문 질환이기 때문에 경험으로 패턴을 인식할 수 없습니다. 그럼 얼룩말을 어떻게 공부해야 할까요?

내과 영역에는 희귀질환을 어떻게 진단할지에 대해 쓰인 훌륭한 책이 있습니다 (쿠니마츠 준와(國松淳和) 『ニッチなディジーズ(niche disease)』金原出版, 2017).

이 책에서 추천하고 있는 방법은 다른 사람의 증례로 공부하는 것입니다. 그 수단으로 컨퍼런스와 학회를 충분히 활용하는 것이 좋습니다.

그러나 막연히 그냥 참여해 보는 것으로는 능력이 향상되지 않습니다. 본 적도 없는 병을 의심하려면 증례가 나왔을 때 즉각 반응할 수 있도록 이미지 트레이닝을 해 둬야 합니다. 경험해 본 적은 없어도 컨퍼런스나 학회에서 본 증례를, 실제 진료할 때의 상황을 상상하며 머릿속에서 리얼하게 생각해 봐야 합니다. 논문으로 공부하는 것도 중요합니다. 그럼 어떤 논문으로 공부하면 효과적일까요? 의학 논문은 크게 세 가지로 나눌 수 있습니다.

① 원저(original article)
② 리뷰(review)
③ 증례보고(case report)

① 원저는 새로운 지식을 얻는 보고로, 주로 많은 증례를 수집하고 분석한 임상 연구입니다. 그리고 특정 주제에 관한 선행 논문을 분석하여 요약정리한 것이 ② 리뷰입니다. ③ 증례보고는 희귀 질환이나 새로운 치료 시도 등을 기록한 보고서로, 단 하나의 예로도 논문으로 인정받습니다.

의학 논문에서는 증례보고가 원저에 비해 임팩트가 작고, 격도 떨어진다고 여겨집니다. 근거중심의학(evidence-based medicine, EBM)의 관점에서도, 메타분석에 의한 연구결과가 신뢰성이 가장 높다고 여기고 있으며, 증례보고는 가장 낮은 평가를 받고 있습니다. 그래서 증례보고는 읽을 가치가 낮다고 여겨 원저나 리뷰를 읽도록 권장하기도 합니다.

그러나 드문 증례를 진단할 능력을 기르기 위해서는 증례보고를 읽는 것이 낫다고 생각합니다. 증례보고에는 스토리가 있기 때문입니다.

이런 희귀 질환을 진단했다. 어려운 상황을 이렇게 극복했다는 경험담은 재미있고 나중에 유용한 지식으로 남을 수 있기 때문입니다.

이야기는 지식 전달 방법 중 하나입니다. 신화나 민화로 대표되는 것처럼 인간은 다양한 지식을 이야기 형태로 다음 세대에 전해 왔습니다. 하지만 총론 등의 형태로 이야기성을 배제하고 지식을 추상화해 버리면 정확하고 논리적일 수는 있으나, 무미건조하고 흥미롭지 못할 것입니다. 지식이 추상화되지 않고 이야기가 살아 있는 증례보고는 이미지 트레이닝의 좋은 교재입니다.

증례보고 논문을 많이 써도 의미가 없다고 하는 경우도 많지만, 증례보고를 통해 희귀질환 진단능력을 키울 수 있다는 것을 고려하면, 꾸준히 증례보고를 하는 것에도 의의가 있지 않을까 싶습니다.

5.3 아무 것도 떠오르지 않을 때는 어떻게 할까?

마지막으로, 감별진단이 전혀 떠오르지 않을 때는 어떻게 해야 할까요? 그럴 때 자주 언급되는 것은 「환자의 말을 잘 듣는 것이 중요하다」는 것입니다. 환자의 말을 잘 들어서 진단에 도달할 수 있었다는 에피소드는 흔히 볼 수 있습니다.

예를 들어 「신체화증상(somatization disorder, psychosomatic disease)이라 치부하여 무시하던 환자의 말을 선입견 없이 경청한 결과, 놓칠 뻔 했던 난치성 질환을 진단할 수 있었다」라는 무용담들을 떠올리시면 될 것 같습니다[15].

그러나 환자의 말을 잘 듣는 것은 물론 중요하지만, 당장 현장에서 감별진단이 전혀 떠오르지 않아 곤란을 겪고 있는 경우에는 보다 구체적인 조언이 필요합니다.

이 경우에는 다양한 피부 증상을 보이는 질환을 생각하면 좋을 것 같습니다. 질환에는 증상의 폭이 좁은 것과 넓은 것이 있습니다[16]. 증상의 폭이 좁은 피부질환의 대표적인 예는 제2장에서 언급한 건선입니다. 초기 병변은 습진과 구별하기 어려울 수 있지만, 완전히 진행된 병변은 특징적인 임상양상을 가지므로 다른 질환과 혼동하는 경우는 비교적 적은 질환입니다.

반면, 폭이 넓은 질환의 대표적인 예는 매독입니다. 제3장(→130p)에서도 설명했듯이 매독은 「great imitator(위장의 달인)」으로 불리며, 다양한 피부발진을 만듭니다. 이런저런 증상이 있다고 해서 매독이라고 단언하기 어렵고, 반대로 그런 증상이 없어도 매독이 아니라고 단언할 수도 없습니다.

또 약진도 「약진을 공부하는 것은 모든 피부질환을 공부하는 것」이라는 말이 있듯이, 온갖 종류의 피부발진을 다 만들어 낼 수 있기 때문에 증상의 폭이 넓은 질환입니다.

증상의 폭이 넓은 질환을 표 5-19로 정리해 보았습니다[17].

표 5-19 증상의 폭이 넓은 질

• 약진	• 악성림프종
• 결합조직질환	• 매독
• 사르코이드증(sarcoidosis, 유육종증)	

특히 피부 사르코이드증은 매독과 마찬가지로 「great imitator」로 불리기도 하며 피부발진이 다양합니다[18]. 진단에 고심할 때는 이런 증상의 폭이 넓은 질환을 떠올리는 것이 중요합니다. 또 피부과 실습 중이나 전문의 구술시험에서 감별진단을 묻는 경우 이 질환들을 대답하면 크게 빗나가지는 않을 것입니다. 의대생이나 수련의들은 기억해두면 유용할 수 있습니다.

그 외에도 최근에는 HIV감염증도 감별질환으로 거론해야 할 것 같습니다. 항산성균증이나 심재성진균증 등의 감염증도 다양한 양상의 피부병변을 보일 수 있기 때문에, 머릿속 한 켠에 기억해 두고 있어야 할 필요가 있습니다(표 5-20).

표 5-20 다양한 피부 증상을 형성하는 감염증

• 매독	• 항산균증(피부 결핵, 비결핵성 항산균증)
• HIV감염증	• 심재성진균증

그렇지만 이해할 수 없는 경우도 있습니다. 그럴 때는 정신과적 사고가 도움이 될 때도 있습니다(카스가 타케히코(春日武彦) 『도우미라면 반드시 갖고 있어야 할 첫 번째 정신과 책(援助者必携はじめての精神科) 第3版』의학서원, 2020). 요점은 모르고 지나갔던 증례도 흘려보내지 않고 마음에 기억해 두는 것이라고 합니다.

해결되지 않은 몇 가지 증례를 안고 있다고 하면, 넌더리가 날수도 있지만, 그런 경우들도 잘 관리하다 보면 갑작스럽게 눈이 확 뜨이는 날이 옵니다. 비슷한 증례가 우연히 겹쳤을 때입니다.

즉 지금까지 해결되지 않은 채 뒤죽박죽 쌓여 있던 문제들 속에 사실은 패턴이 숨어 있었음을 발견할 수도 있습니다. 그리고 하나의 문제가 해결되면 동시에 모든 것이 해결될 가능성이 보이는 것입니다.

전혀 진단이 되지 않아 스테로이드 연고로 적당히 넘겼던 증례가, 다른 증례로부터 해결의 실마리를 얻을 수 있습니다. 그럴 때 자신의 진단능력이 나아졌다는 것을 비로소 실감할 수 있습니다.

또 무심코 논문을 읽다가 「이해하지 못했던 과거 그 증례는, 혹시 이 논문에서 얘기하는 이 병은 아닐까?」라는 힌트를 얻을 수도 있습니다. 이런 것들은 그냥 별생각 없이 일을 하면서는 습득할 수 없습니다. 의외인 것 같지만, 진단할 수 없는 많은 증례를 만나고 그것들을 기억하는 것도 진단능력을 높이는 데 중요합니다.

문헌

1) 野口善令，福原俊一：誰も教えてくれなかった診断学．pp2-7，医学書院，2008

2) Cowan N : The magical number 4 in short-term memory : a reconsideration of mental storage capacity. Behav Brain Sci 24 : 87-114, 2001 **PMID** 11515286

3) 野口善令，福原俊一：誰も教えてくれなかった診断学．pp87-91，医学書院，2008

4) 野口善令，福原俊一：誰も教えてくれなかった診断学．pp15-22，医学書院，2008

5) 原弘之，照井正：膿疱ができる疾患を鑑別するコツ．MB derma 155 : 1-5，2009

6) 照井正：皮疹の形状と配列から想定すべき疾患．岩月啓氏（監）：標準皮膚科学 第11版．医学書院，p71，2020

7) 塩原哲夫，他（編）：今日の皮膚疾患治療指針 第4版．医学書院，2012

8) 野口善令，福原俊一：誰も教えてくれなかった診断学．pp28-50，医学書院，2008

9) 野口善令，福原俊一：誰も教えてくれなかった診断学．pp104-117，医学書院，2008

10) Stein PD, Hull RD, Patel KC, et al : D-dimer for the exclusion of acute venous thrombosis and pulmonary embolism : a systematic review. Ann Intern Med 140 : 589-602, 2004 **PMID** 15096330

11) 大生定義：尤度比（ゆうどひ）を診療に活かす1．日本内科学会雑誌 96 : 831-832，2007 **NAID** 130002128416

12) McGee S : Simplifying likelihood ratios. J Gen Intern Med 17 : 646-649, 2002 **PMID** 12213147

13) Thomas B : Clear choices in managing epidermal tinea infections. J Fam Pract 52 : 850-862, 2003 **PMID** 14599377

14) 野口善令，福原俊一：誰も教えてくれなかった診断学．pp190-204，医学書院，2008

15) ジェローム・グループマン：医者は現場でどう考えるか．石風社，2011

16) 岩田健太郎：構造と診断—ゼロからの診断学．医学書院，pp97-104，2012

17) 大槻マミ太郎：初期病変に隠されているヒント．Visual Dermatology 5 : 262-267，2006

18) Tchernev G : Cutaneous sarcoidosis : the "great imitator": etiopathogenesis, morphology, differential diagnosis, and clinical management. Am J Clin Dermatol 7 : 375-382, 2006 **PMID** 17173472

찾아보기